ANNE GRÄF

NAIL ART

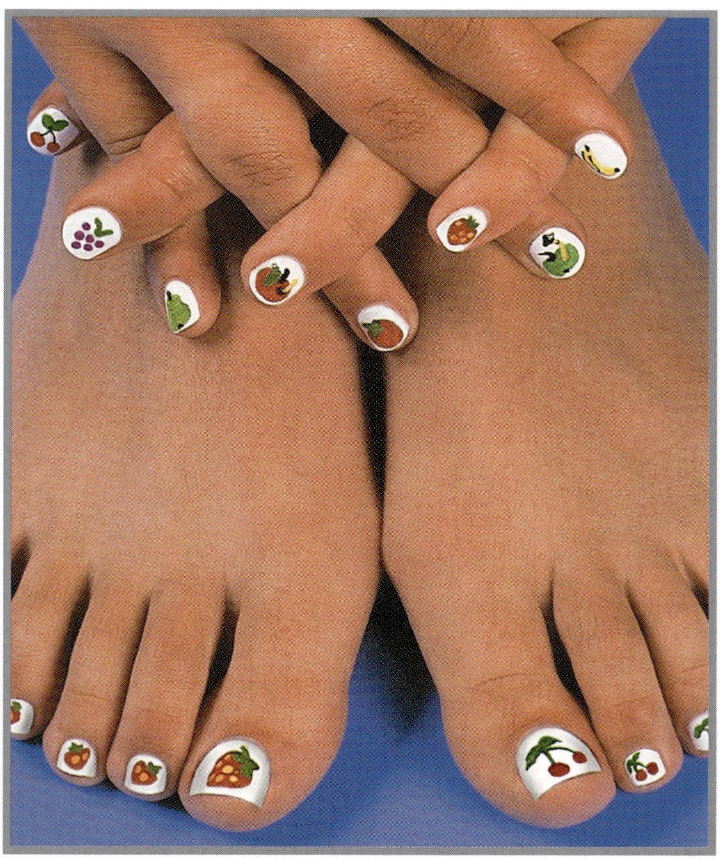

ANNE GRÄF

NAIL ART

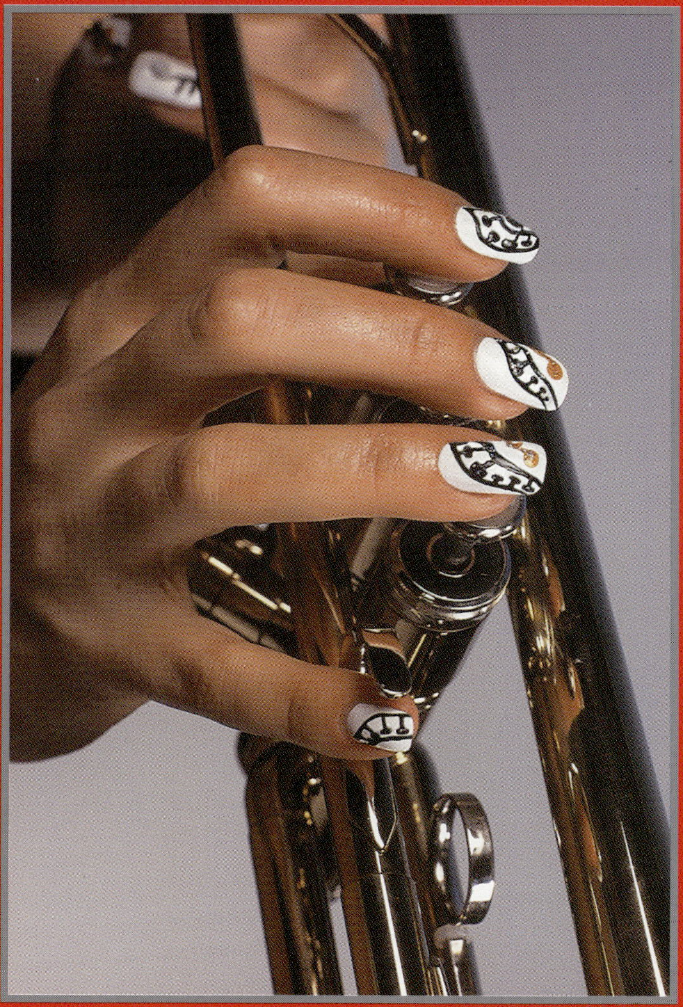

Urania-Ravensburger

Inhalt

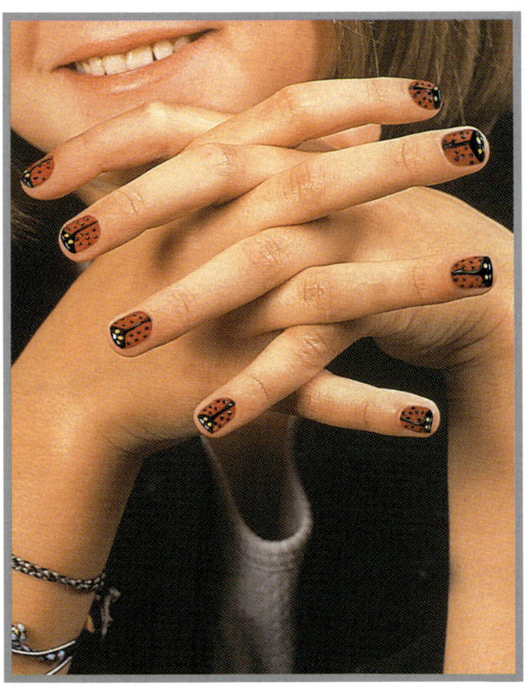

Nail Art – die Kunst auf Nägeln – ist eine witzige Idee für alle, denen das Lackieren der Nägel mit nur einer Nagellackfarbe auf Dauer zu langweilig ist und die nach neuen Effekten suchen.

Wer Kinder hat, weiß, wie begeistert Kids und Teens auf Nageldesign reagieren. Deshalb finden Sie in diesem Buch auch viele einfache Motive, die für das Verzieren von Kindernägeln geeignet sind. Ganz toll ist es, wenn Mutter und Tochter im Partnerlook auftreten.

Lassen Sie Ihrer Fröhlichkeit freien Lauf, zeigen Sie, dass Sie gute Laune und Spaß an fantasievollen Kreationen haben. Bemalen Sie Ihre Finger- und Fußnägel mit kleinen Motiven, die zu Ihrer Stimmung oder zur Jahreszeit passen.

Kombinieren Sie kunterbunte Farben miteinander oder schmücken Sie Ihre Nägel mit Federchen, Strass-Steinen, Glitterlack, Folienstreifen oder Nail-Piercings. Bekleben Sie die Nägel mit Abziehfolie oder kleinen Abziehbildchen – Tattoos –, marmorieren Sie Ihre Nägel oder üben Sie sich in der brandneuen Methode des Nail-Stencil. Bei diesem super einfachen Verfahren wird ein ausgewähltes Schablonenmotiv abgezogen, auf den unlackierten oder auch lackierten Nagel geklebt und mit Nagellack ausgemalt. Die Schablone wird vor dem Trocknen des Lackes wieder abgezogen – fertig ist das kleine Kunstwerk! Wer es ganz natürlich liebt, malt sich French Nails. Wie das geht, wird in diesem Buch ausführlich mit Schritt-für-Schritt-Fotos beschrieben.

Sie können für Ihr Nageldesign ganz normale Nagellacke verwenden. Besonders praktisch sind die neuen Peel-Off-Nagellacke, die das Wechseln der Nagellackfarben ohne Benutzung von Nagellackentferner ermöglichen.

Nagelschmuck wie Strass-Steine, Metallstreifen oder Aufkleber erhalten Sie in Drogerien, Parfümerien, im Friseur- und im Nagelstudio. Über die verzierten Nägel geben Sie zum Schluss immer eine Schicht Klarlack. So haben Sie länger Freude an Ihrem Kunstwerk.

Lassen Sie sich von den hier gezeigten Gestaltungsideen zu eigenen Kreationen inspirieren.

Viel Spaß dabei wünscht Ihnen
Anne Gräf

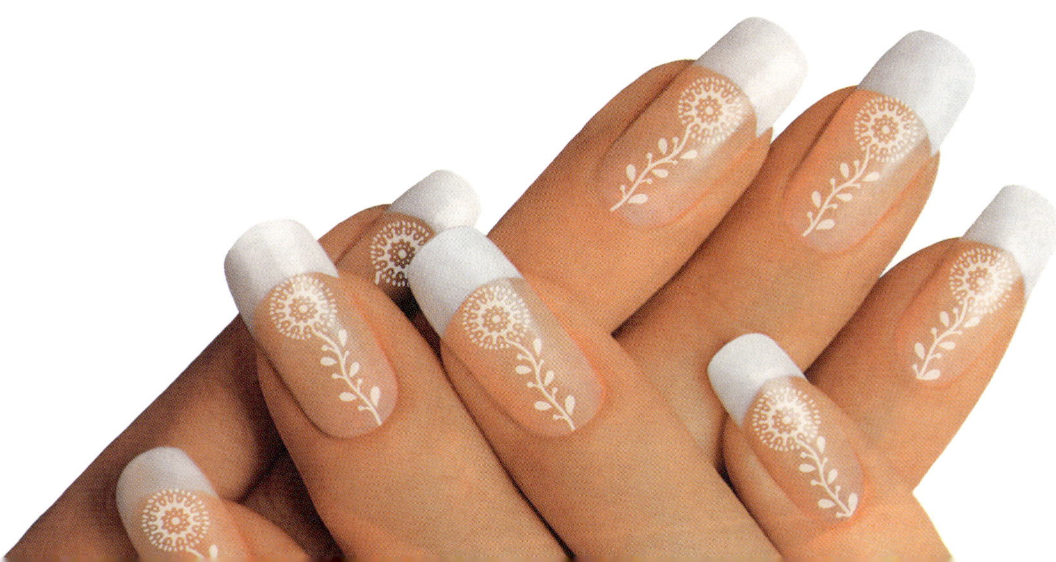

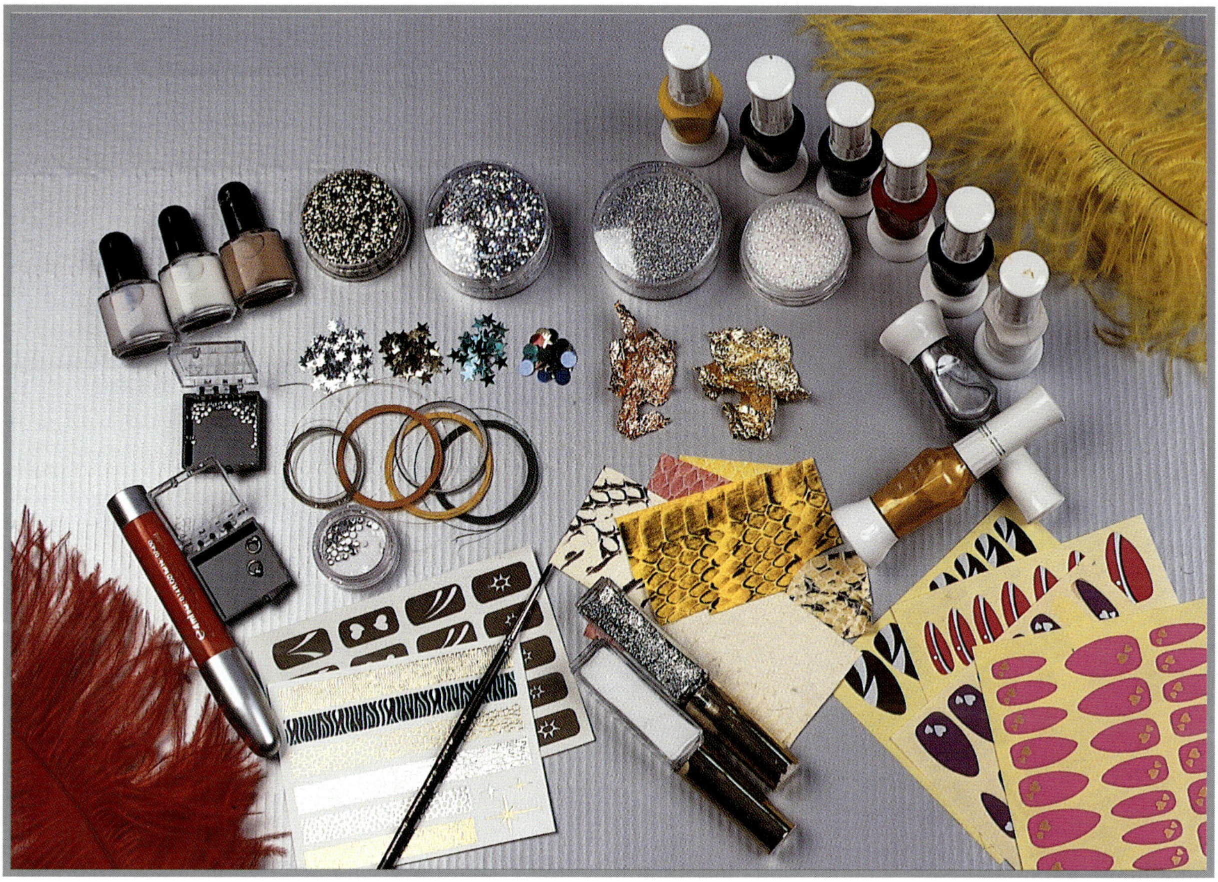

Die Pflege der Hände

Nichts wird mehr strapaziert als unsere Hände. Sie liebevoll zu pflegen, hat nicht nur etwas mit Kosmetik zu tun, sondern vor allem mit der Einstellung zum eigenen Körper. Hände zeigen schnell, wenn sie vernachlässigt werden. Sie reagieren mit geröteter, rissiger Haut, mit brüchigen, glanzlosen Nägeln. Jedes Händewaschen entzieht der Haut Feuchtigkeit. Cremen Sie daher Ihre Hände möglichst nach jedem Händewaschen gut ein. Ist die Haut bereits geschädigt, helfen spezielle Hand- und Armbäder.

Bau und Wachstum der Fingernägel

Die Nagelplatte ist zu den Seiten hin gewölbt und besteht aus mehreren Schichten verhornter Zellen.

Als Nagelfalz bezeichnet man die Einsenkung der Nagelplatte in die Haut. Der die Nagelfalz umgebende gewölbte Hautbereich heißt Nagelwall. Der weiß schimmernde, untere, halbmondförmige Bereich der Nagelplatte wird Möndchen genannt. Die Nagelhaut liegt an den Rändern der Nagelplatte im Bereich der Nagelfalz. Sie hat die Aufgabe, das Eindringen von Fremdstoffen und Krankheitserregern in die Nagelwurzel zu verhindern. Unter den sichtbaren Bestandteilen des Nagels liegen die für das Wachstum des Nagels verantwortlichen Zellschichten. Die Nagelplatte liegt auf dem Nagelbett und ist mit diesem fest verbunden. Die Keimschicht – die oberste Schicht des Nagelbettes – sorgt unter anderem für das Dickenwachstum der Nagelplatte, die bis zu 1 mm dick werden kann. Die zahlreichen, in der Keimschicht liegenden Blutgefäße lassen den Nagel rosa schimmern. Der hintere, unter der Haut der Fingerkuppe liegende Teil der Nagelplatte wird als Nagelwurzel bezeichnet.

Die Mutterschicht – Matrix genannt – liegt unter der Nagelwurzel und reicht bis in den Bereich unterhalb des Möndchens, wo sie in das Nagelbett übergeht. In der Matrix werden ständig neue Zellen gebildet und nach vorne geschoben. Diese Zellen verhornen und erneuern die Nagelplatte, das heißt, sie lassen die Nagelplatte pro Woche etwa 0,8 mm in der Länge wachsen.

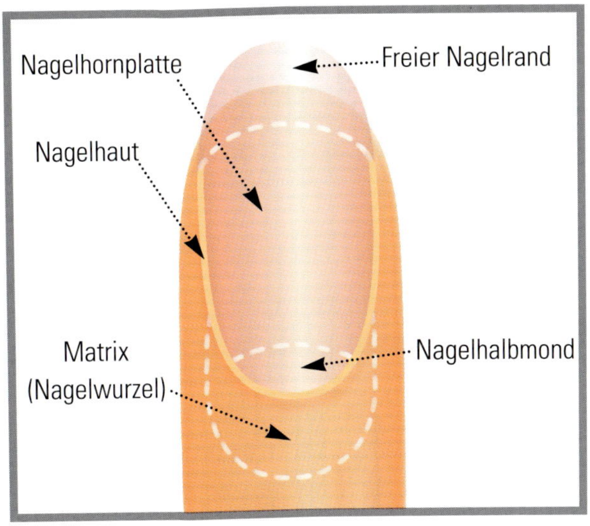

Nagelschäden

Brüchige Nägel sind meist die Folge scharfer Putzmittel oder minderwertiger Nagellackentferner. Auch hormonelle Störungen, Vitamin-B- oder Eisenmangel können die Ursache dafür sein.
Querrillen und Einsenkungen in der Nagelplatte können auf besondere Stress-Situationen hindeuten, Folgeerscheinungen einer inneren Krankheit oder Zeichen einer Verletzung (z. B. durch eine fehlerhafte Maniküre) sein. Bei sehr ausgeprägten Rillen sollte der Arzt aufgesucht werden.
Starke Längsrillen sind häufig eine Alterserscheinung, können aber auch Anzeichen von Störungen des Verdauungstraktes sein. Weißlich graue Verfärbungen und Verhornungen der Nagelplatte können eine Pilzerkrankung anzeigen. Kleine Dellen in den Nägeln sind oft harmlos. Verschwinden sie jedoch nicht nach kurzer Zeit oder bilden sich weitere, sollten Sie den Hautarzt zu Rate ziehen.
Rissige Nägel lassen sich mit Handpackungen glätten. Tragen Sie vor dem Zubettgehen dick Fettcreme auf, ziehen Sie Baumwollhandschuhe (aus der Apotheke) darüber und lassen Sie die Packung über Nacht einwirken. Wiederholen Sie diese Pflegemaßnahme mehrfach. Danach sind die Nägel gut auf eine Maniküre vorbereitet.
Bei brüchigen, weichen Nägeln kann eine Ernährungsumstellung Wunder wirken. Wertvoll sind hier die Vitamine A und B, die besonders in Soja- und tierischen Eiweißprodukten, in Bananen, Kohl und Eiern vorhanden sind. Auch Kuren mit den Mahlzeiten beigemengter Gelatine können helfen. Oder fragen Sie in Ihrer Apotheke nach speziellen Dragées, die die Nägel festigen.
Um brüchige, weiche oder gespaltene Nägel zu härten, gibt es spezielle Cremes oder Nagelhärter, die Sie in der Drogerie, in der Parfümerie oder in Ihrem Nagelstudio erhalten.

Die Maniküre

Zum Entfernen des Nagellacks werden Wattepads mit Nagellackentferner getränkt. Verwenden Sie möglichst acetonfreien, ölhaltigen Nagellackentferner; er behandelt Ihre Nägel schonend und pflegt sie zugleich. Bei künstlichen Nägeln oder mit Gel verstärkten Nägeln muss acetonfreier Nagellackentferner verwendet werden. Die Pads werden in drehenden Bewegungen vom Möndchen zur Nagelspitze gezogen, niemals in der entgegengesetzten Richtung.
Mit der Nagelschere oder -zange werden die Nägel gekürzt und grob vorgeformt. Zur feineren Formgebung sollten eine Diamantnagelfeile und eine Sandpapierfeile verwendet werden, da sich gefeilte Nägel nicht so schnell spalten. Beachten Sie beim Feilen der Nägel, dass die Feile leicht schräg unter der Nagelplatte angesetzt und in langen Zügen jeweils nur in einer Richtung von den Nagelecken zur Nagelspitze geführt wird. Mit der feinen Sandpapierfeile werden anschließend scharfe Nagelkanten abgerundet.
Um die Nagelhaut zurückzuschieben, legen Sie das Manikürstäbchen möglichst flach auf den Nagel und

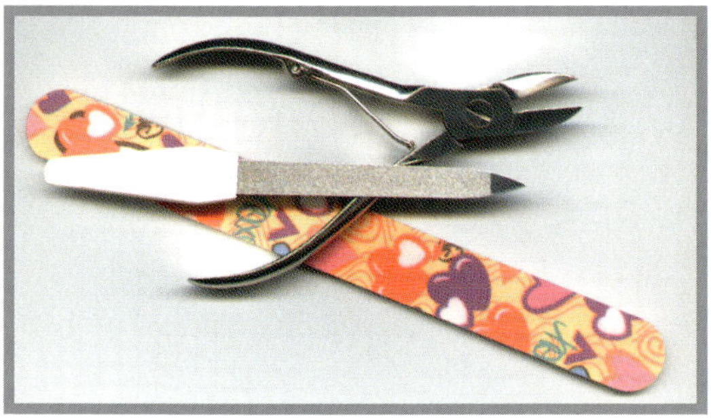

schieben Sie die Haut ganz sanft zurück. Zu kräftiges Drücken kann die Nagelwurzel verletzen, wodurch Dellen im Nagel entstehen könnten. Leichter lässt sich die Nagelhaut zurückschieben, wenn Sie die Nägel vorher in ein Handbad tauchen. Verhärtete Haut können Sie vorsichtig mit der Nagelhautschere wegschneiden. Seien Sie beim Schneiden äußerst behutsam; schon der kleinste Fehler kann zu einer schmerzhaften Verletzung führen. Zur Pflege der Nagelhaut massieren Sie Nagelöl ein, danach tragen Sie eine Handcreme auf, die gleichmäßig und sorgfältig einmassiert wird.

Bevor Sie Ihre Nägel lackieren, müssen diese völlig fettfrei sein. Reiben Sie die Nägel unmittelbar vor dem Lackieren mit einem mit etwas Nagellackentferner getränkten Wattepad ab. Wenn Sie farbigen Lack auftragen möchten, benutzen Sie zuvor einen Unterlack. Dieser schützt die Nägel vor Verfärbungen. Lackspuren auf der Haut lassen sich mit einem sogenannten Korrekturstift beheben. Alternativ dazu können Sie mit einem Wattestäbchen arbeiten, das Sie zuvor in Nagellackentferner getaucht haben. Bei Nägeln mit Schönheitsfehlern empfiehlt sich die Verwendung von Perlmuttlacken, ihr Schimmer verdeckt kritische Stellen. Grundsätzlich sollte Nagellack alle drei bis vier Tage erneuert werden, da er dann meist den Glanz verloren hat. Eine andere Möglichkeit ist, den lackierten Nagel mit Klarlack zu überziehen; die Farbe wirkt dann wie aufgefrischt.

Das Training der Hand- und Fingermuskulatur

Eine spezielle Fingergymnastik lockert die Gelenke und kräftigt die Muskulatur. Ballen Sie die Hände mehrfach zu einer festen Faust und öffnen Sie diese ruckartig mit gespreizten Fingern. Für die zweite Übung spreizen Sie die Hände, legen die Fingerspitzen gegeneinander und pressen diese fest zusammen. Dabei werden die Ellenbogen leicht vom Körper abgewinkelt. Danach stützen Sie die Ellenbogen auf, strecken die Arme nach oben und drehen die Hände aus den Gelenken heraus nach rechts und nach links. Als weitere Übung können Sie die Hände ausstrecken und abwechselnd schließen und spreizen oder Sie legen die Hände auf eine ebene Fläche und heben die Finger einzeln an. Bewährt hat sich auch, jeden Finger nacheinander fest gegen den Daumen zu drücken. Zwischen den einzelnen Übungen sollten Sie die Gelenke lockern und die Muskeln entspannen. Heben Sie hierfür die Hände zum Kopf an und schütteln Sie sie leicht hin und her.

Künstliche Nägel

Mit künstlichen Nägeln, die Ihnen die Nagel-Designerin im Nagelstudio, Beauty- oder Friseursalon anfertigt, haben Sie – vorausgesetzt, Sie nehmen die notwendigen Auffülltermine wahr – immer gepflegt und elegant aussehende Hände. Besonders vor dem Urlaub in Badeländern ist es wichtig, die Nägel sehr sorgfältig aufzufüllen, um das Eindringen von Feuchtigkeit zu vermeiden, was verheerende Folgen haben kann. Weist die Nagelplatte nach dem Urlaub gelbliche, grünliche oder bläuliche Verfärbungen auf, kann es sich um einen Nagelpilz oder um eine feuchtigkeitsbedingte Schimmelbildung handeln. In jedem Fall ist dann der Arztbesuch ratsam. Vorbeugend empfiehlt sich, ein Antiseptikum in den Kosmetikkoffer zu packen. Ein Reiseset für kleine Reparaturen an den Nägeln sollte ebenfalls nicht im Urlaubsgepäck fehlen. Dieses erhalten Sie bei Ihrer Nagel-Designerin.

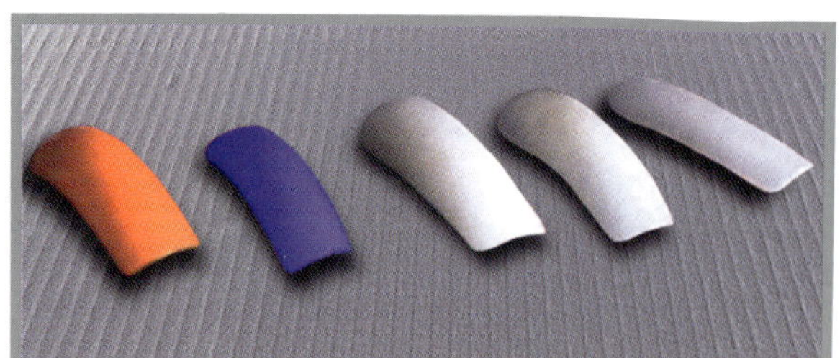

Das Lackieren der Nägel

Schütteln Sie den Nagellack gut durch, bevor Sie ihn auftragen. Legen Sie Ihre Hände auf eine Unterlage – z. B. Zeitungspapier – bevor Sie den Lack auftragen, um unnötige Flecken auf dem Untergrund zu vermeiden. Beginnen Sie mit dem Auftrag in der Nagelmitte von unten nach oben. Malen Sie dann die Seiten aus. Lassen Sie den Lack vollständig trocknen, bevor Sie etwas anfassen oder die Kleidung wechseln. Mit Hilfe eines Föhns können Sie das Trocknen beschleunigen. Tragen Sie die einzelnen Lackschichten dünn auf. Zu viel Farbe benötigt sehr viel mehr Zeit zum Trocknen. Schneller geht es, wenn Sie schnell trocknende Lacke verwenden, die heute von vielen Herstellern angeboten werden.
Säubern Sie den Rand der Nagellackflasche mit Nagellackentferner, so verklebt die Flasche nicht. Verschließen Sie die Nagellackflasche stets sehr gut, damit der Lack nicht austrocknet. Idealerweise heben Sie Ihre Lacke im Kühlschrank auf; sie halten dann länger.
Wenn Sie mit verschiedenen Lackfarben Motive auf Ihre Finger- oder Fußnägel malen möchten, ist es wichtig, die einzelnen Farben gut trocknen zu lassen, bevor ein neuer Aufstrich mit einer anderen Farbe erfolgt.

Die Form der Nägel

Beim Lackieren sollten Sie beachten, welche Nagelform Sie haben. Hier gibt es ein paar Tricks, die Ihre Nägel optimal erscheinen lassen.

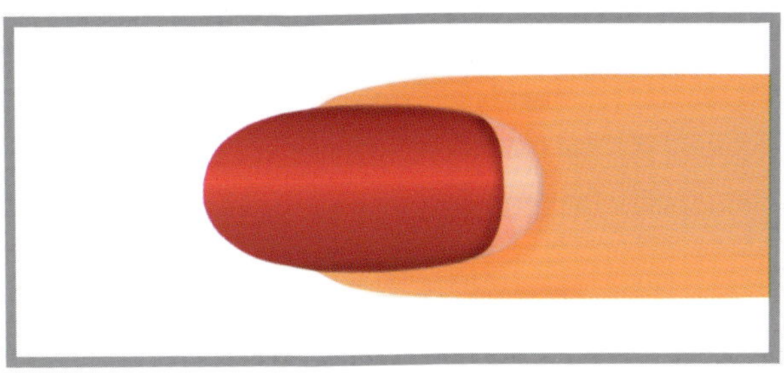

Der ovale, gleichmäßig lange Nagel kann den Halbmond an der Basis zeigen. An solchen Nägeln wirken alle Farben sehr gut.

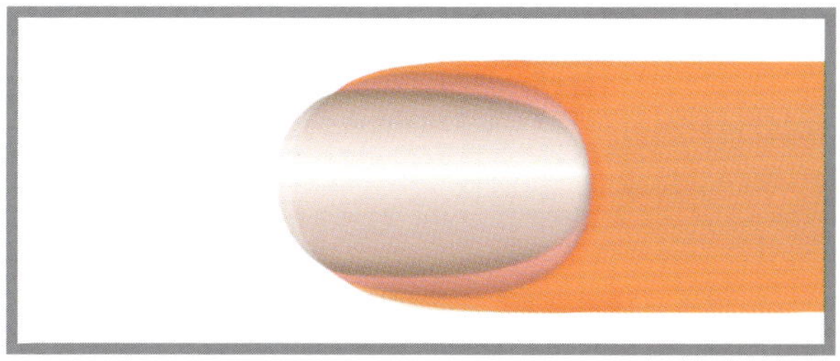

Breite Nägel an kurzen Händen dürfen höchstens 2 mm über die Fingerkuppe hinausragen und sollten nicht spitz zulaufend gefeilt werden. Optisch schmaler wirkt der Nagel, wenn die Seiten nicht lackiert werden. Helle Lacktöne und Perlmuttfarben sind vorteilhaft.

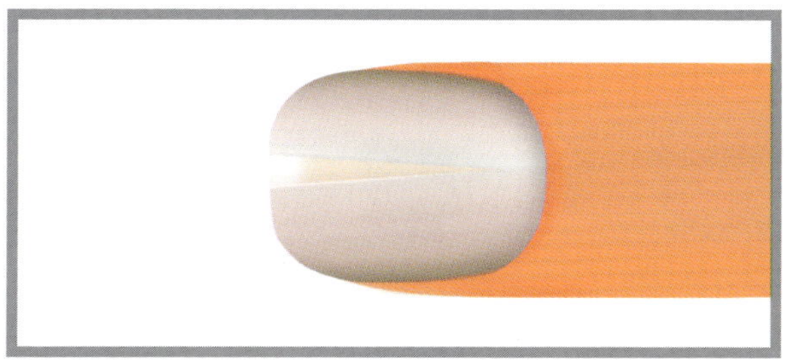

Wer kräftige, große, quadratische Hände hat, für den gelten die gleichen Regeln wie für die kurze Hand. Die Nägel und die Hand wirken weniger massiv, wenn man die Nagelmitte farbfrei lässt.

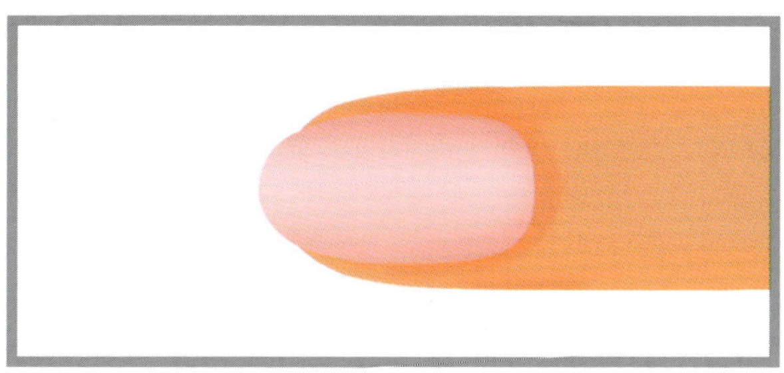

Die zierliche Hand braucht voll auslackierte Nägel. Besonders günstig sind helle Töne, wie beispielsweise ein zartes Rosé oder Creme. Der Halbmond sollte nicht frei bleiben, da dies die Hand optisch verkürzt.

Das Mischen der Farben

Wenn Sie feststellen, dass Ihre Nagellackfarben zu dick sind, geben Sie ein paar Tropfen Nagellackverdünner oder Nagellackentferner in die Flaschen. Haben Sie bestimmte Nagellackfarben nicht vorrätig, können Sie verschiedene Farben miteinander vermischen, um andere Töne zu erhalten. Nachstehend einige Beispiele:

1 Tropfen Rot	+	8 Tropfen Weiß	=	Rosa
1 Tropfen Grün	+	8 Tropfen Weiß	=	Pastellgrün
1 Tropfen Rot	+	20 Tropfen Gelb	=	Orange
2 Tropfen Rot	+	1 Tropfen Schwarz	=	Braun
2 Tropfen Blau	+	1 Tropfen Schwarz	=	Dunkelblau
1 Tropfen Blau	+	8 Tropfen Weiß	=	Himmelblau
2 Tropfen Grün	+	1 Tropfen Schwarz	=	Dunkelgrün
1 Tropfen Rot	+	1 Tropfen Blau	=	Violett

Marmorieren und Crackle – neue alternative Nagellackierungen

Marmorierte Nägel sind ein interessanter Blickfang und jeder Nagel sieht anders aus. Verwenden Sie hierfür keine Neonfarben und achten Sie darauf, dass der Nagellack weder alt noch angetrocknet ist. Cremen Sie Ihre Hände mit einer Lotion ein, säubern Sie die Nägel und reiben Sie sie trocken. Geben Sie eine Schicht Unterlack auf Ihre Nägel. Schütteln Sie den Nagellack vor der „Verarbeitung" sehr lange und sehr kräftig. Gießen Sie lauwarmes Wasser in eine mittelgroße Schüssel, geben Sie in dieses Wasser tröpfchenweise die gewünschten Nagellackfarben. Verrühren Sie nun die Farben mit einem Pinsel oder einem Zahnstocher und tauchen Sie jeden einzelnen Finger langsam in die Schüssel ein, damit sich keine Klümpchen bilden.

Nehmen Sie den Finger behutsam wieder aus der Schüssel heraus und lassen Sie die Farbe vollständig trocknen, bevor Sie mit dem nächsten Finger weitermachen. Durch das erwähnte, vorherige Eincremen der Hände mit der Lotion lässt sich die Farbe von der Haut leicht entfernen.

Wer ganz schnell einen ähnlichen Effekt erzielen will, gibt verschiedene farbige Nagellacktupfen auf den unteren Teil des mit Klar- oder Farblack vorlackierten Nagels und zieht die Farben mit einem Rosenholzstäbchen wellenartig nach oben.

Crackle ist eine kraquelierende Effekt-Farbe, die auf einen Kontrast-Nagellack aufgetragen wird und ein individuelles Muster entstehen lässt. Probieren Sie diese fantasievolle Lackiermöglichkeit und lassen Sie doch auch einmal jeden Nagel in einer anderen Farbe glänzen!

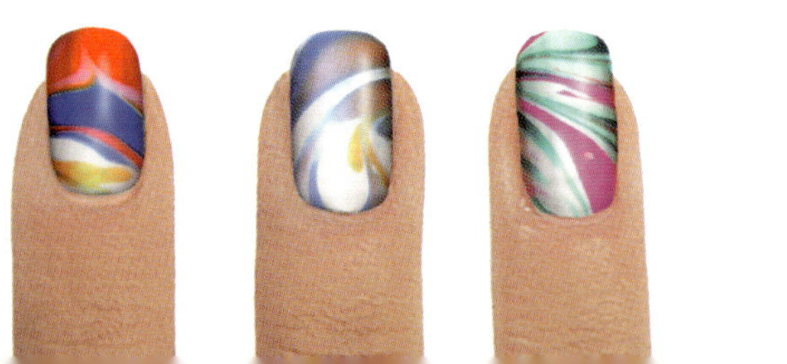

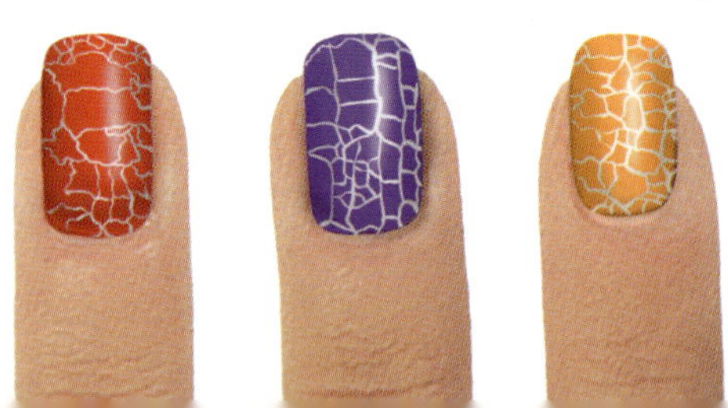

French Nails

French Nails oder French Maniküre heißt der Naturlook für Finger- und Fußnägel. Unser besonderer Tipp für sportliche Typen, für Anhänger des Country-Stils und natürlich immer das richtige, gepflegte „Nagel-Outfit" für Beruf und Büro. Erst auf den zweiten Blick erkennt man, dass die Nägel lackiert sind. Besonders gepflegt wirkt der freie, weiße Nagelrand. Allerdings benötigt diese Lackiermethode ein wenig Übung. Geben Sie nicht auf, wenn Ihnen das Lackieren nicht gleich beim ersten Mal perfekt gelingt. Probieren Sie es einfach aufs Neue. Der weiße Nagelrand muss akurat sein. Klappt das Freihand-Lackieren ganz und gar nicht, können Sie sich die Arbeit für den weißen Nagelrand durch Schablonen erleichtern, die oft zusammen mit French-Nail-Lacken angeboten werden. Fragen Sie dazu Ihre Nagel-Designerin.

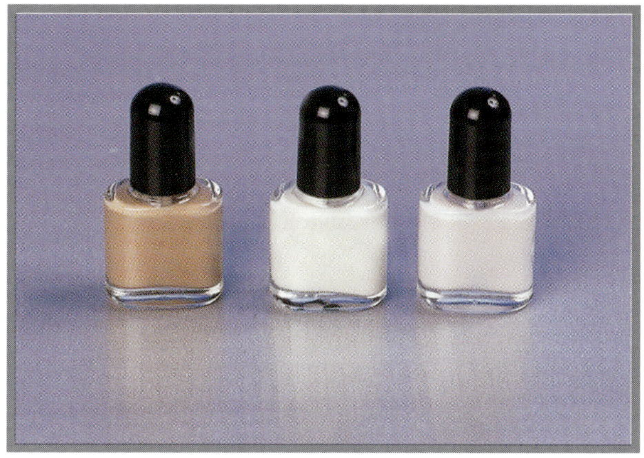

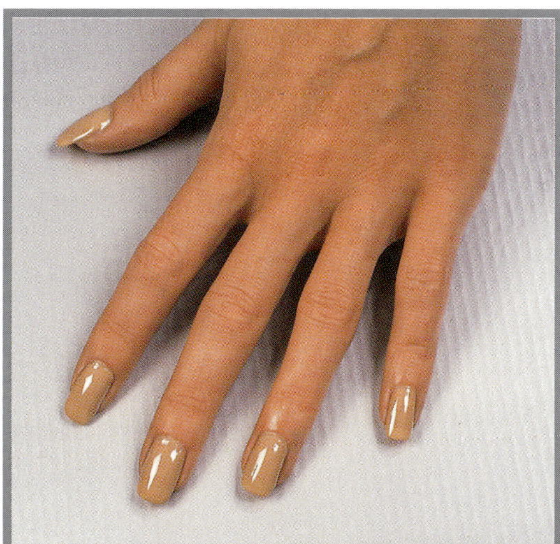

So wird's gemacht:

Gearbeitet wird mit zwei oder drei verschiedenen Lacken. Zuerst tragen Sie einen beigen oder cremefarbenen Lack auf, der gut trocknen muss. Danach arbeiten Sie den Nagelrand. Malen Sie zuerst einen diagonalen Streifen mit weißem Lack von links nach rechts über die Nagelspitze. Danach malen Sie einen weißen Streifen von rechts beginnend hin zur Nagelmitte. Lassen Sie den Lack wieder gut trocknen. Zum Schluss lackieren Sie den ganzen Nagel mit Klarlack oder mit einem zartrosa Lack.

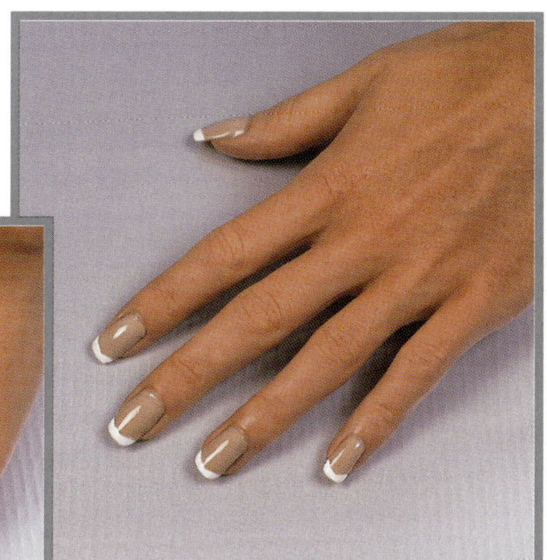

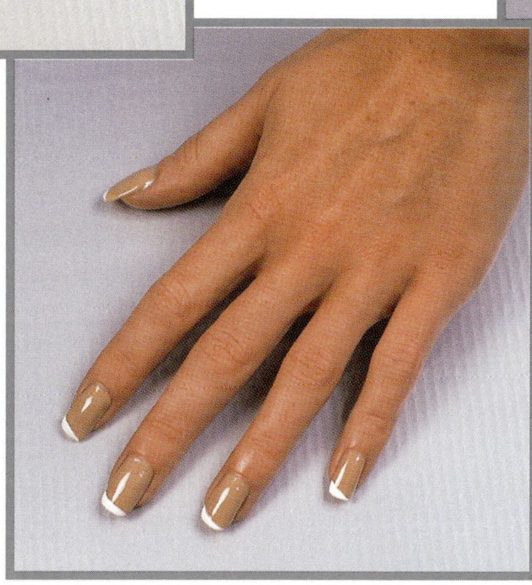

Das Arbeiten mit Folie

Es gibt Folien in Nagelform mit allen möglichen Motiven zu kaufen. Sie werden einfach auf den Nagel aufgeklebt, leicht angedrückt und dann passend geschnitten. Möchten Sie Ihre Nägel mit feinen Streifen verzieren, schneiden Sie die Nagelfolie zurecht, sofern diese nicht ohnehin schon vorgeschnitten ist. Fragen Sie Ihre Nagel-Designerin nach den unterschiedlichen Folien, die in den verschiedensten Farben und mit vielerlei Effekten angeboten werden.

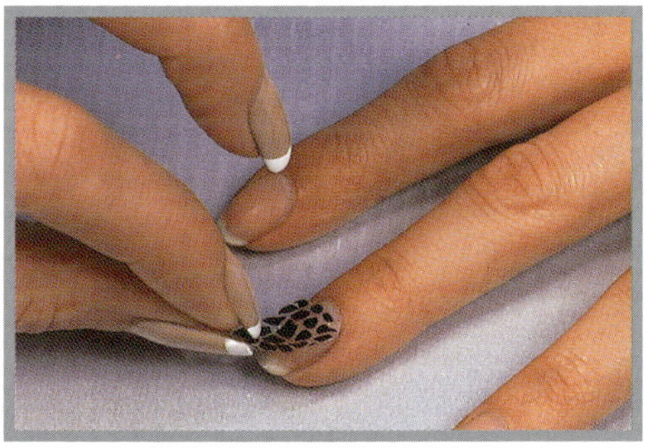

Drücken Sie ganz nach Geschmack den oder die Folienstreifen in den noch feuchten, lackierten Nagel und schneiden Sie die Folienüberstände an den Seiten ab. Lassen Sie den Lack vollständig trocknen und überziehen Sie dann das Ganze mit Klarlack.

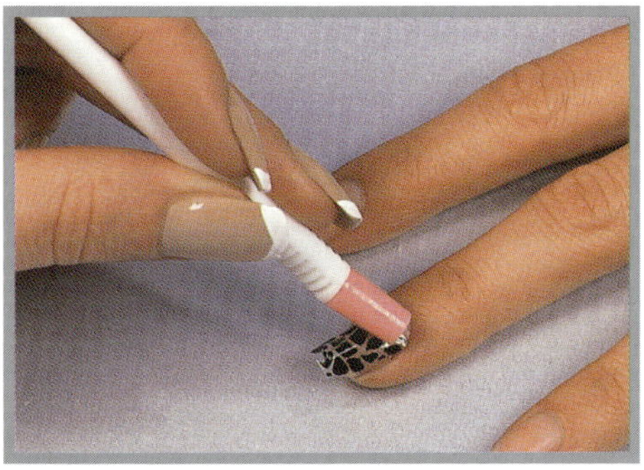

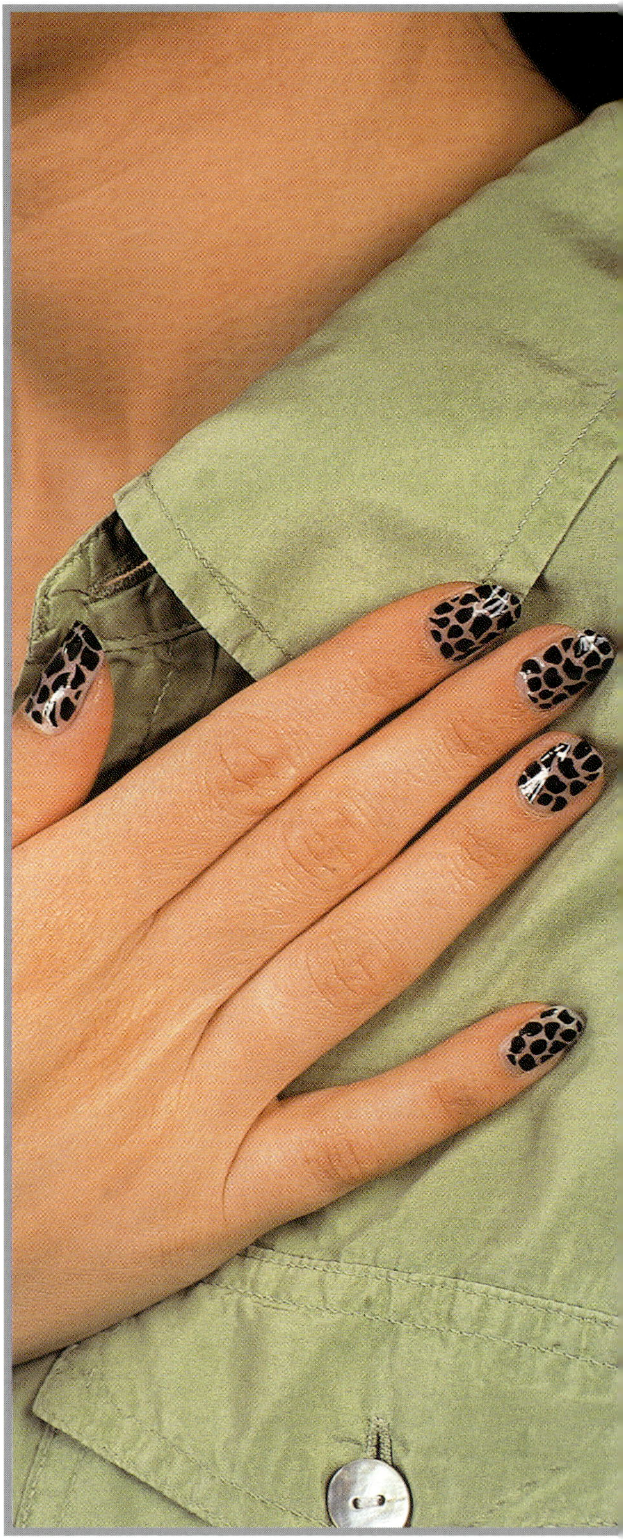

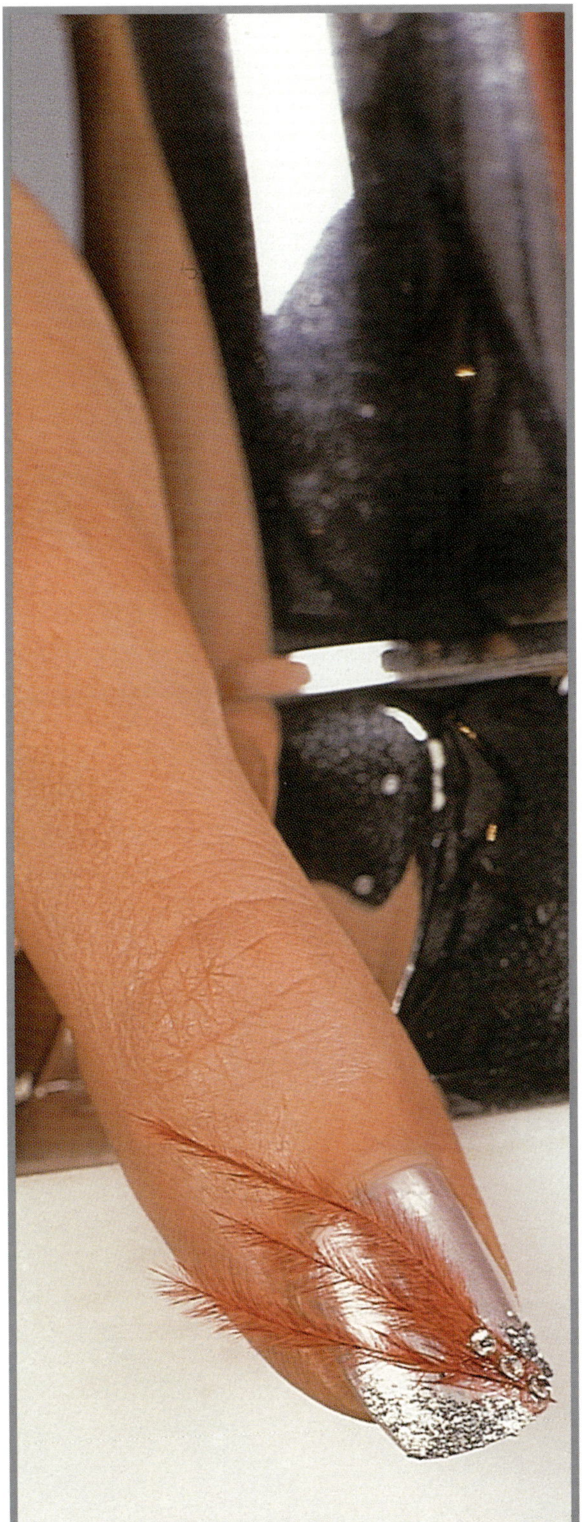

Nägel mit Federchen, Glitter und Strass-Steinchen oder Bindis

Ein toller Nagelschmuck für die Party! Lackieren Sie den Nagel in der gewünschten Basisfarbe. Legen Sie die kleine Feder und Strass-Steinchen in den feuchten Nagellack und lassen Sie den Lack gut trocknen. Tragen Sie nun den Glitternagellack mit dem Pinsel in feinen Streifen auf. Lassen Sie die Farbe wieder gut trocknen. Zum Schluss überziehen Sie den Nagel mit Klarlack. Für ein solches Design wird meist nur ein Nagel an einer Hand derart verziert. Weniger ist hier mehr!

Die schnellste Verzierung:
Kleben Sie sich farbenfrohe Bindis auf die lackierten, völlig getrockneten Nägel.

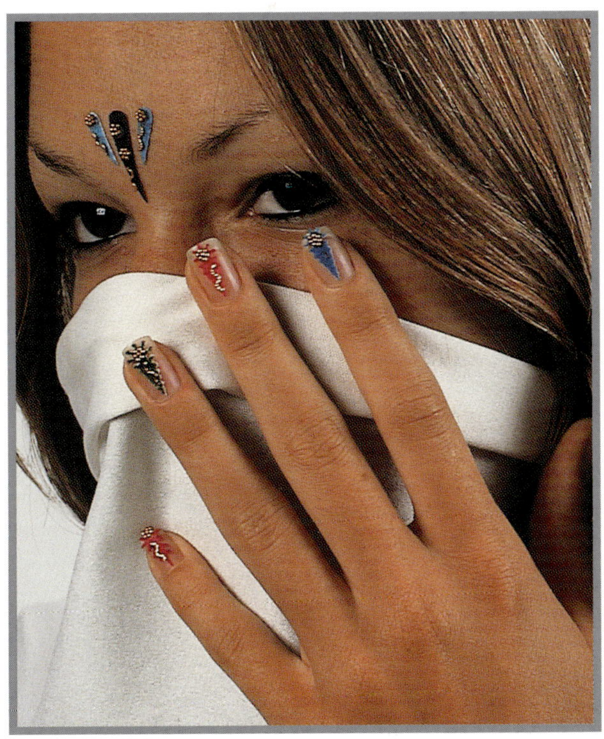

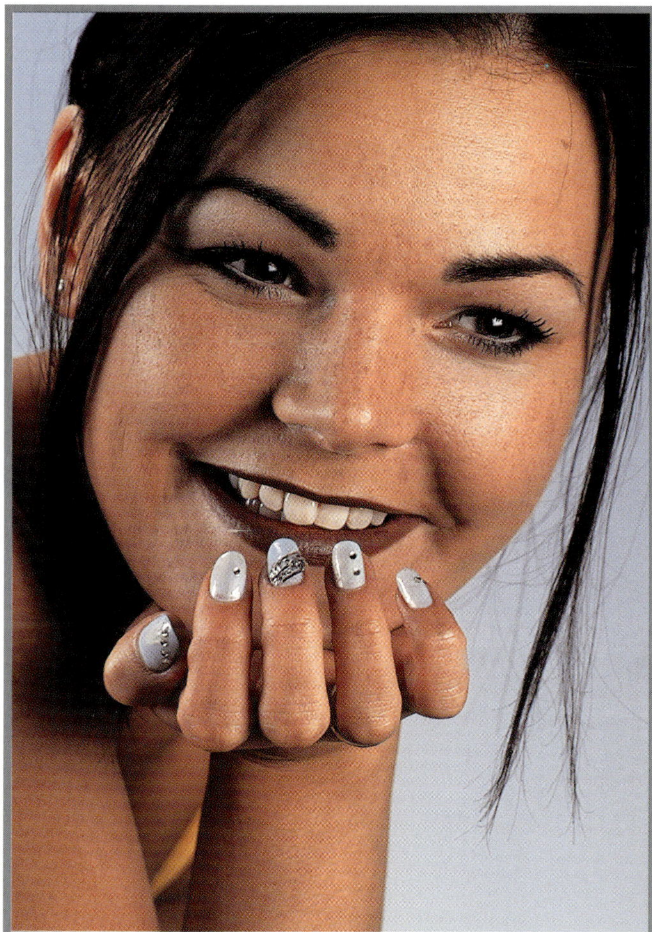

Schmucksteine
Für dieses Beispiel wurden die Nägel mit silberblauem Lack lackiert. Die Strass-Steinchen wurden in Klarlack getaucht und in Kombination mit Metallstreifen auf den Nagel gesetzt. Danach muss der Nagel mit Klarlack überzogen werden.

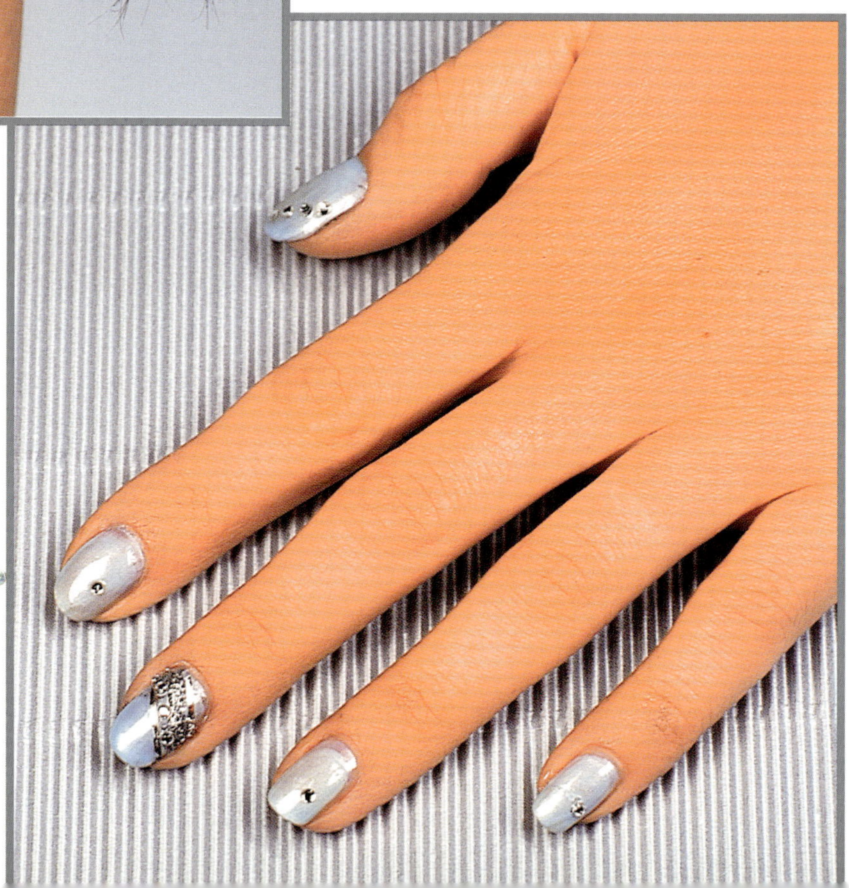

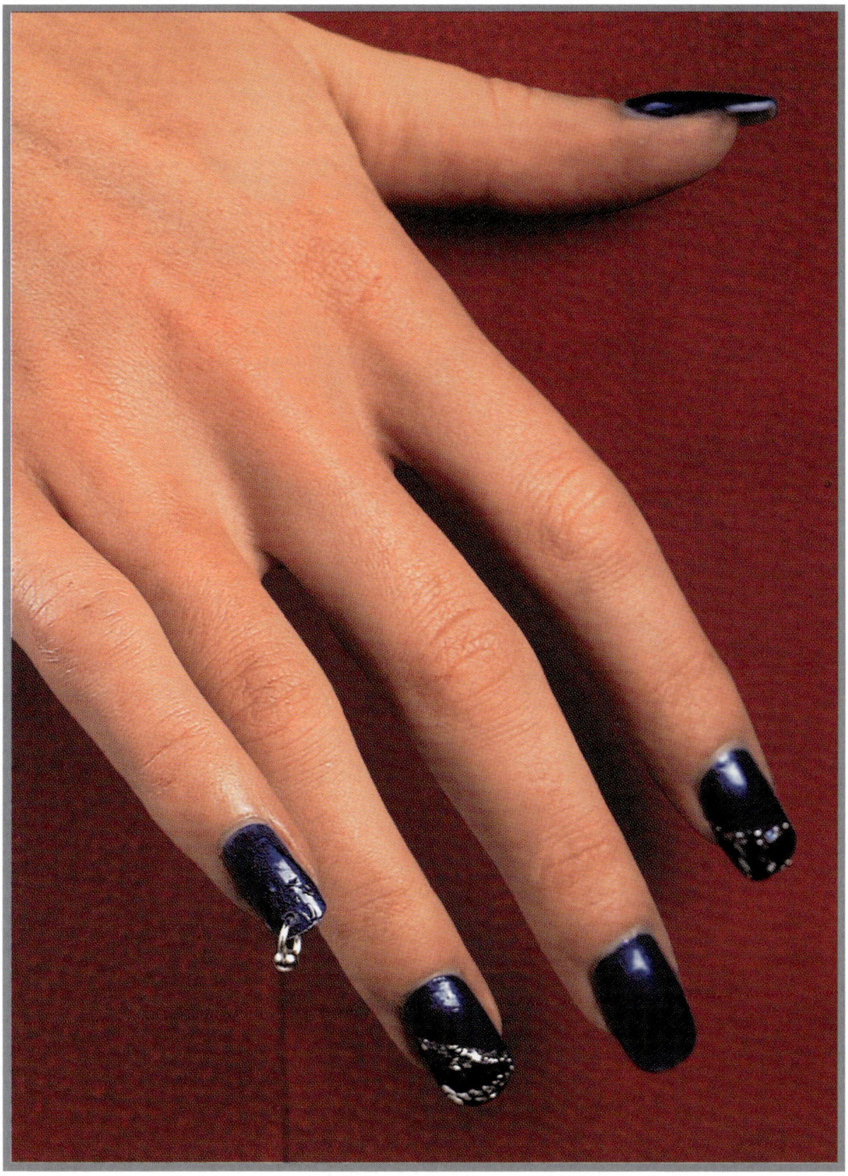

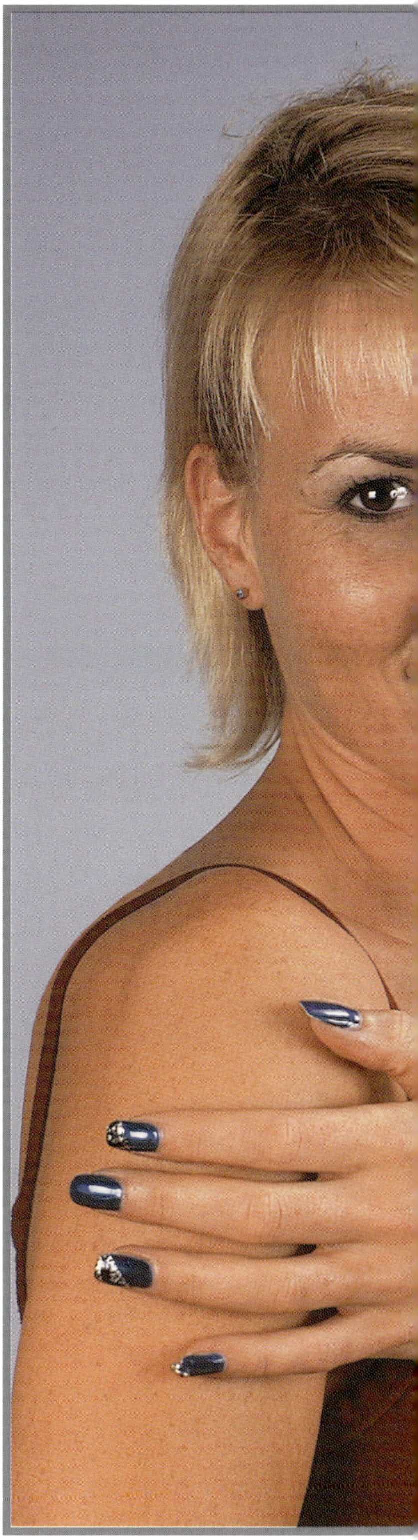

Nail-Piercing

Keine Angst, es tut nicht weh! Mit einem Spezialbohrer – den Sie im Nagelstudio erhalten – bohren Sie ein kleines Loch in den freien Nagelrand des eigenen oder des aufgebrachten Kunstnagels. Dann wird die kleine Metallöse einfach durch das Loch gezogen. Achten Sie darauf, möglichst kleine und runde Metallteile anzubringen, damit Sie nicht hängen bleiben und sich etwa verletzen. Letztlich ist das Piercing auch kein Nagelschmuck für jeden Tag, sondern einfach einmal ein Gag.

Fröhliche Streublümchen

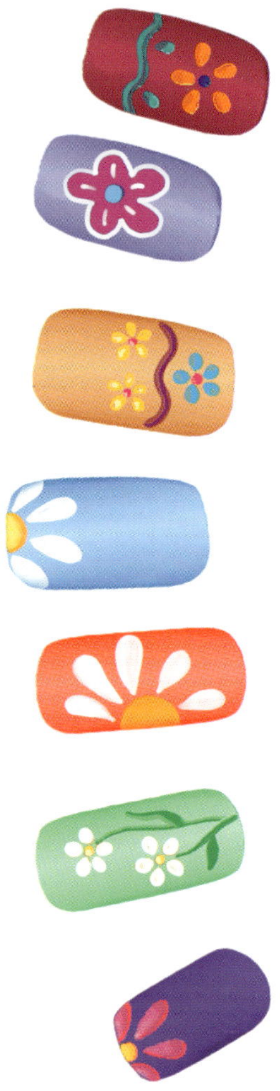

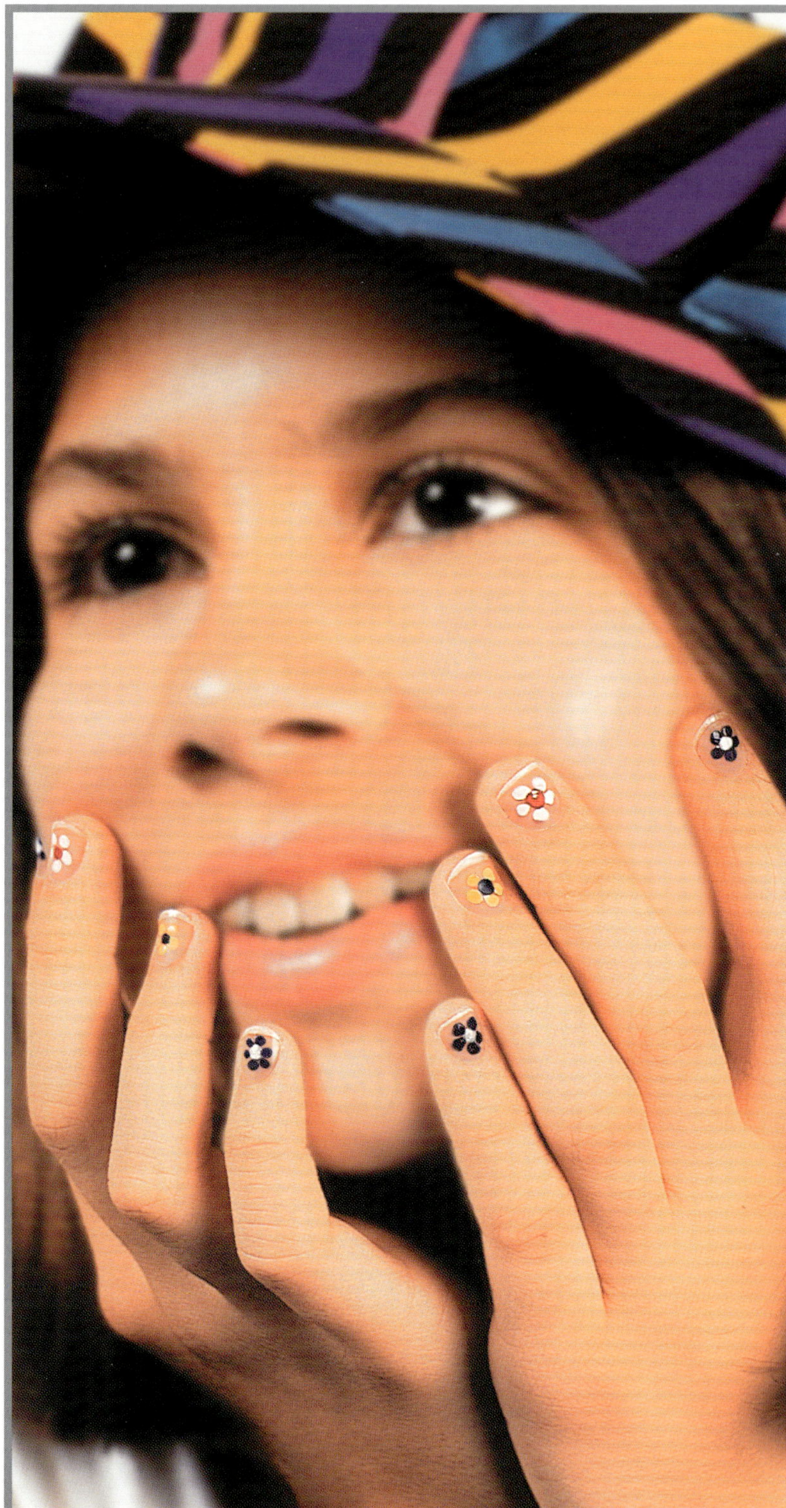

Lackieren Sie die Nägel mit Klarlack. Malen Sie einen farbigen Punkt auf die Mitte Ihres Finger- oder Fußnagels und setzen Sie sechs andersfarbige Pünktchen rund um den Punkt im Zentrum.

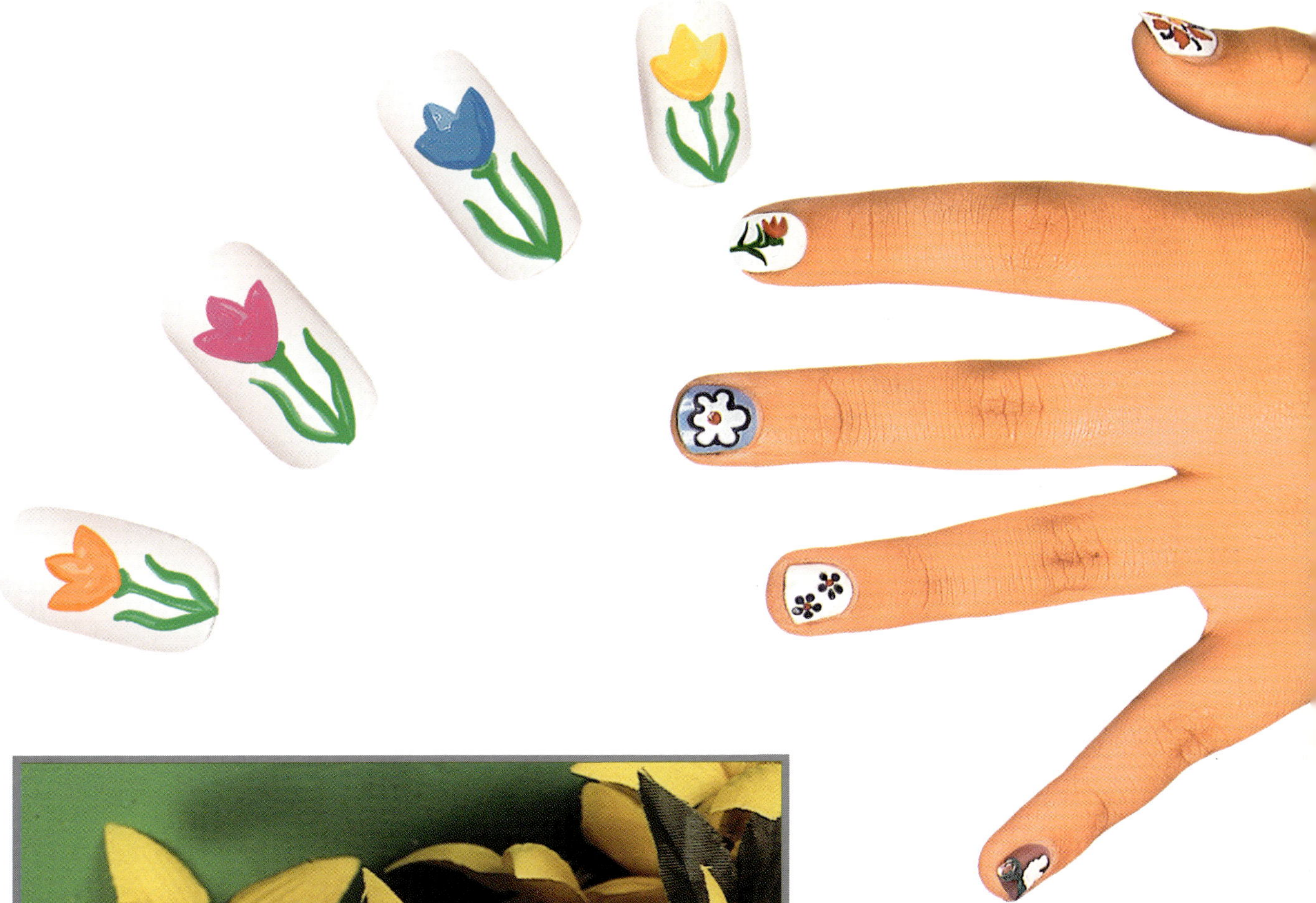

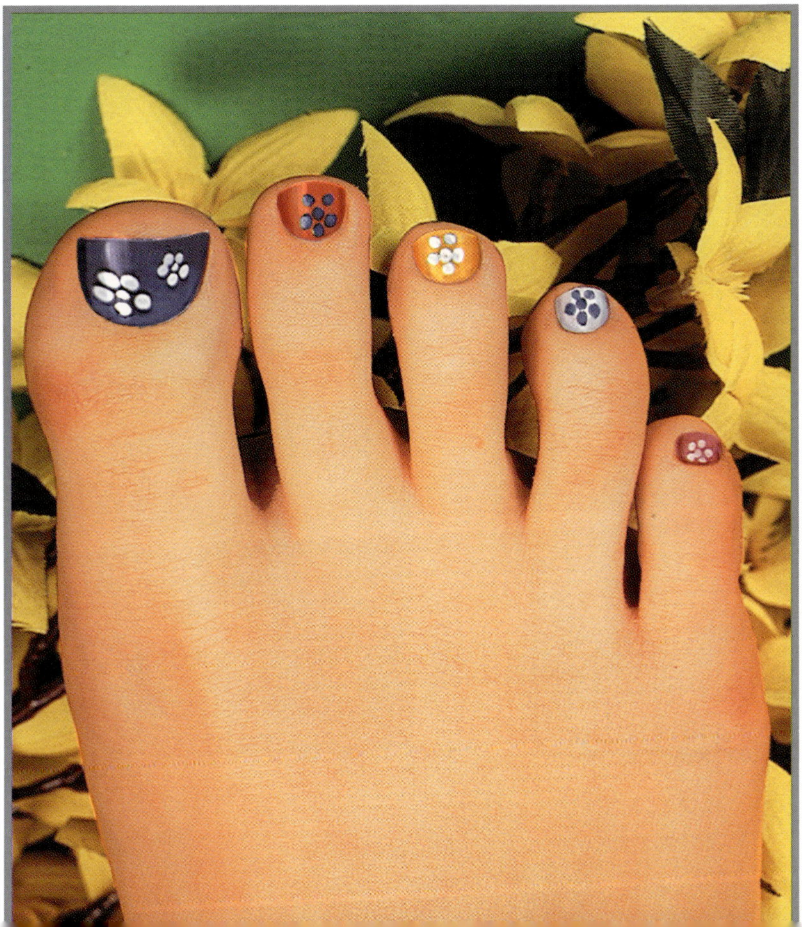

Schön sieht es auch aus, wenn jeder Nagel in einer anderen Farbe lackiert wird und dann Streublümchen in kontrastierenden Farben aufgemalt werden.

Fortgeschrittene können mehrere Streublümchen auf einen Nagel setzen oder andere Fantasieblumen malen. Die feinen Linien für Blätter und Stängel erhalten Sie, indem Sie einen kleinen Lackpunkt auf das untere Ende des Nagels setzen und den Lack mit einem Zahnstocher nach oben ziehen.

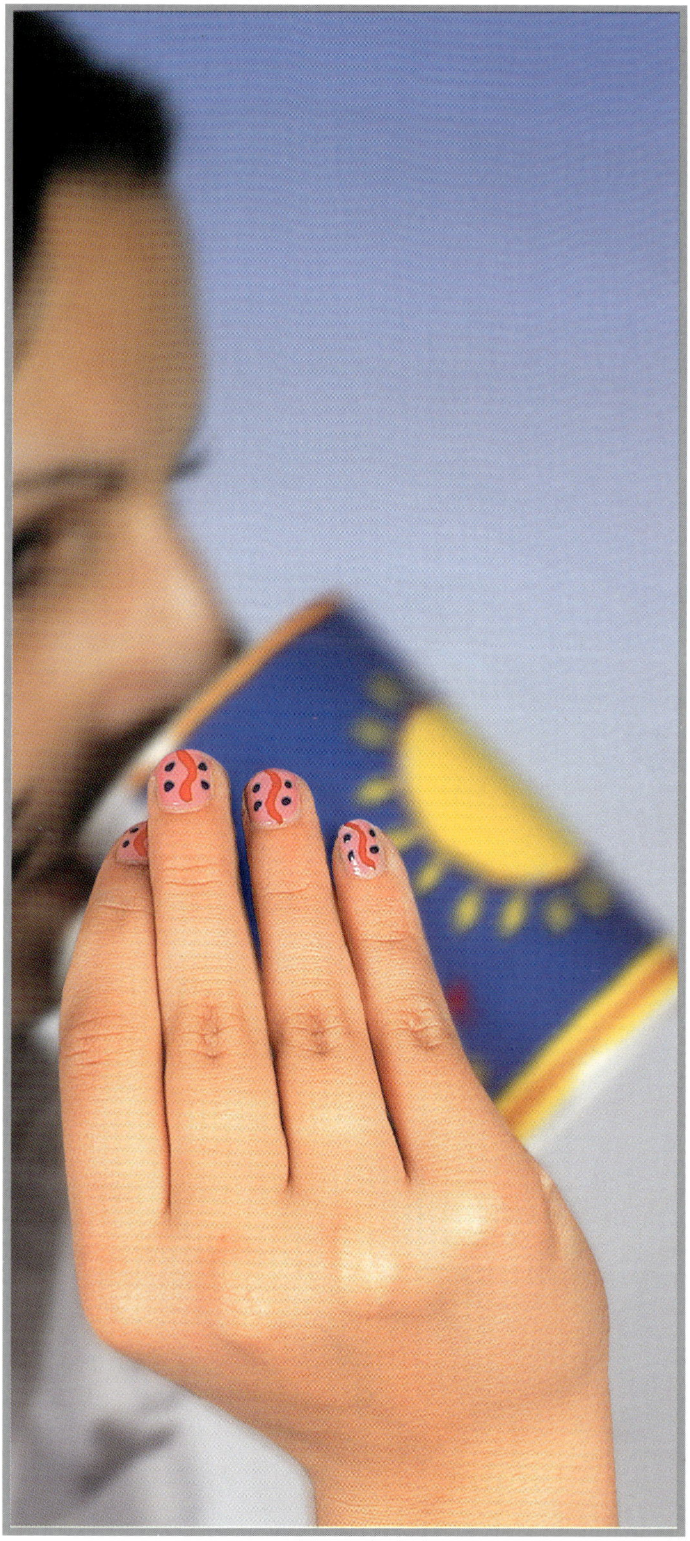

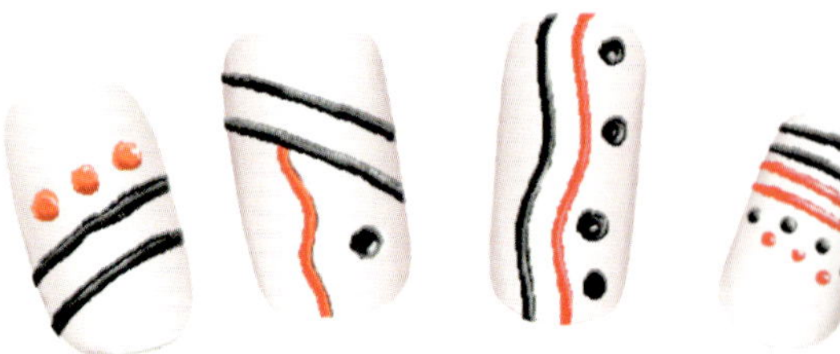

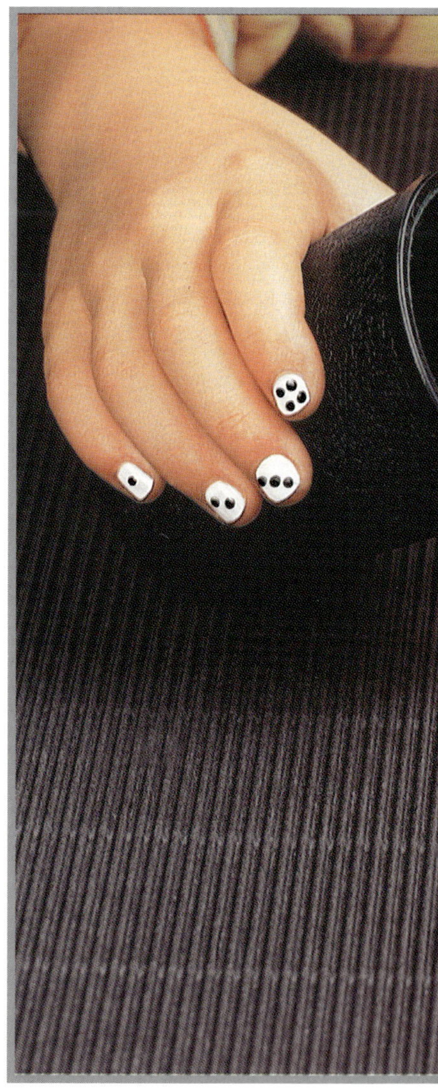

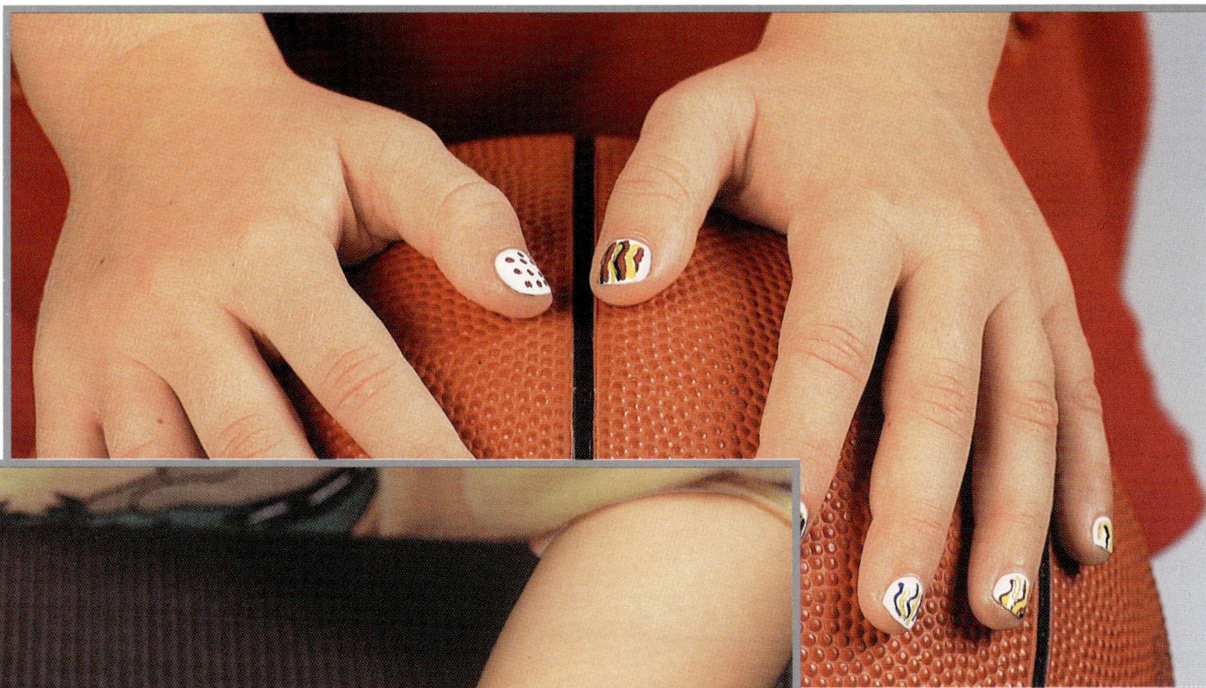

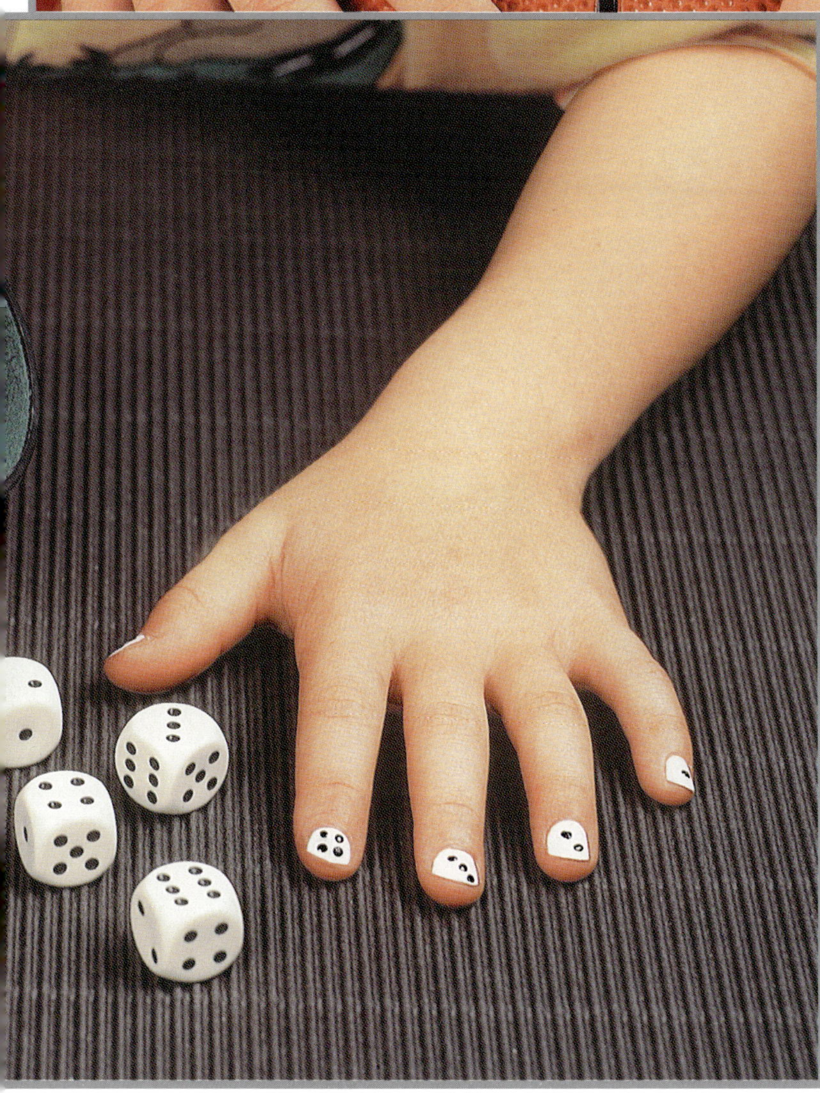

Geben Sie einen farbigen Basislack auf die Nägel und malen Sie frei nach Ihrer Fantasie andersfarbige Streifen und Punkte auf. Lustig sieht es aus, wenn Sie auf Ihren Nägeln ein Würfeldesign tragen. Lackieren Sie hierzu die Nägel mit Weiß und tupfen Sie die entsprechende Anzahl an Punkten mit Schwarz auf. Für besonders feine Punkte nehmen Sie einen Zahnstocher statt des Pinsels.

Landesfarben und Flaggen

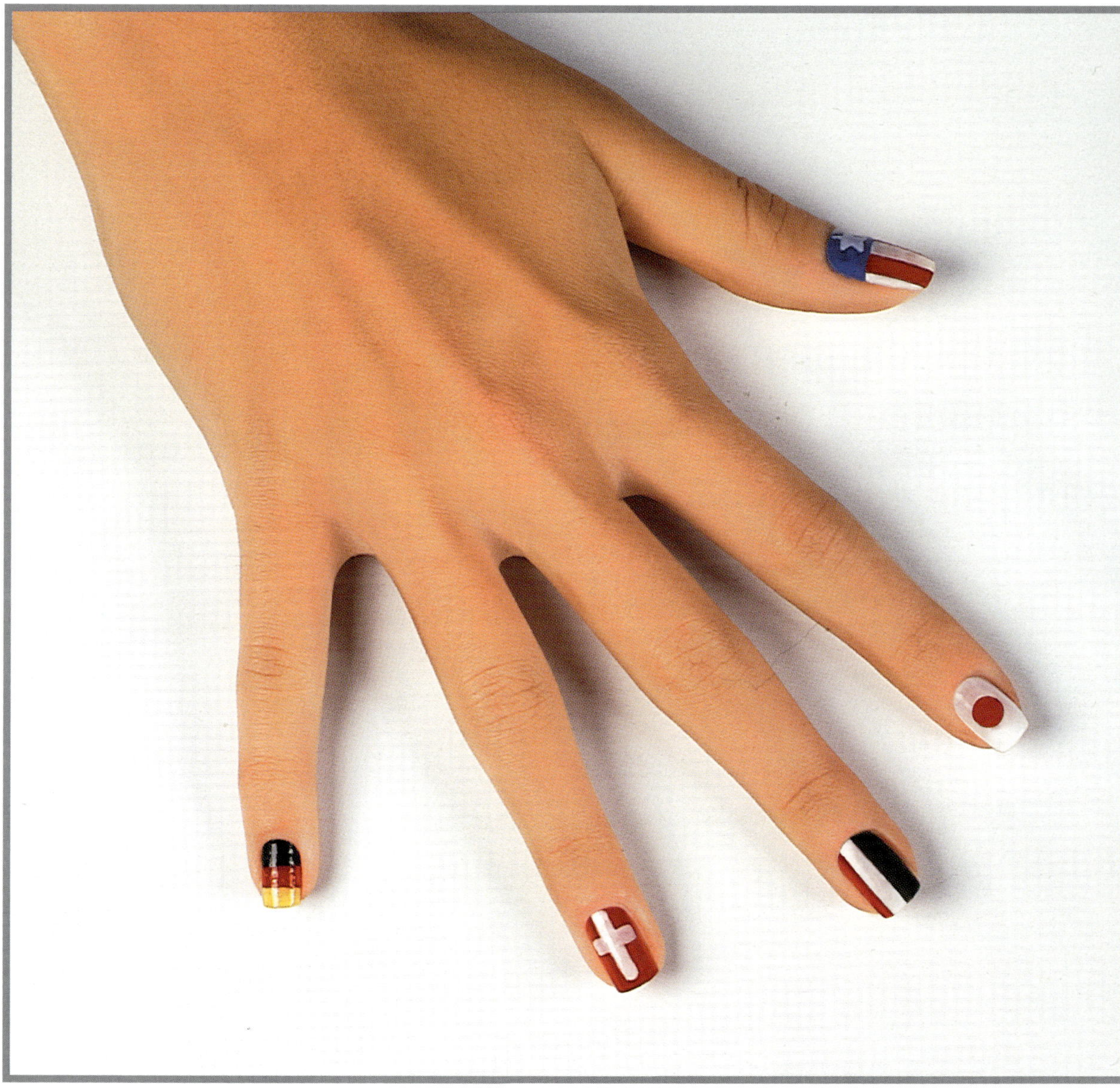

Die Flaggen der Länder der Welt liefern farbenfrohe Vorlagen für ein tolles Nagel-Design. Zeigen Sie sich „multikulturell" und bemalen Sie jeden Nagel mit einer anderen Flagge. Wenn Sie verreisen, können Sie sich die Nägel mit den Farben Ihres Urlaubslandes verzieren.

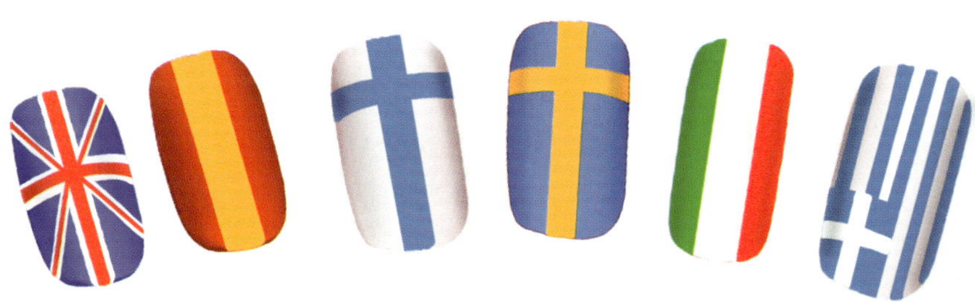

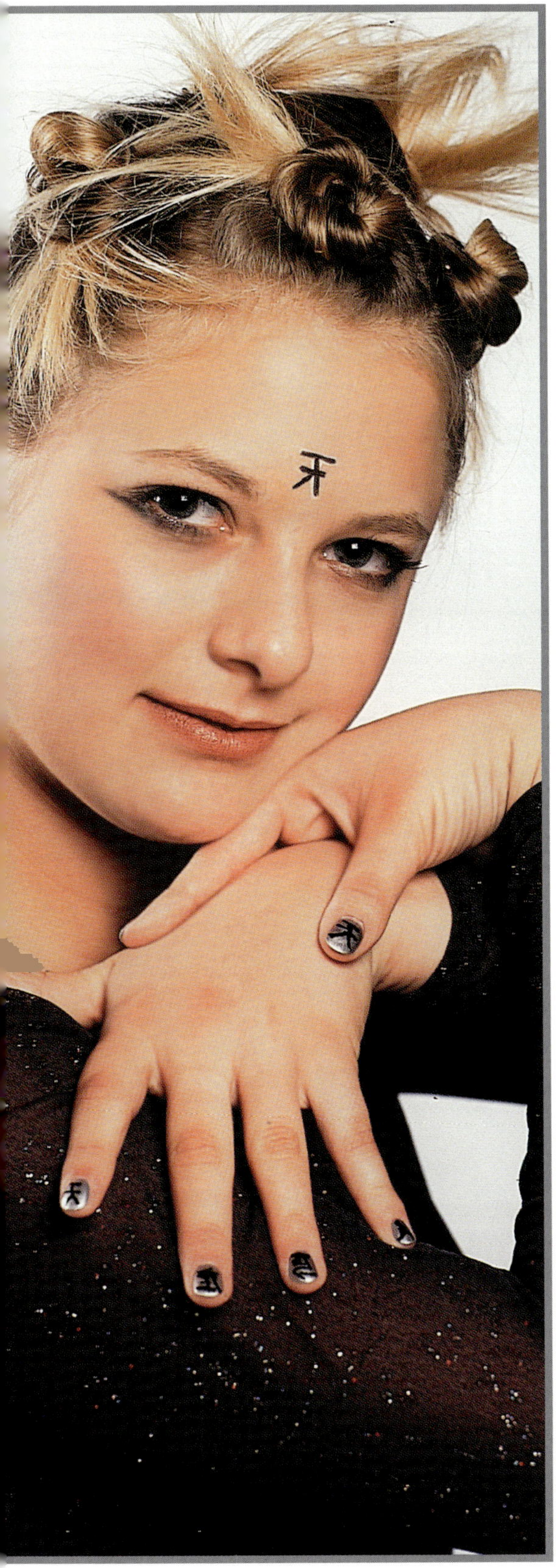

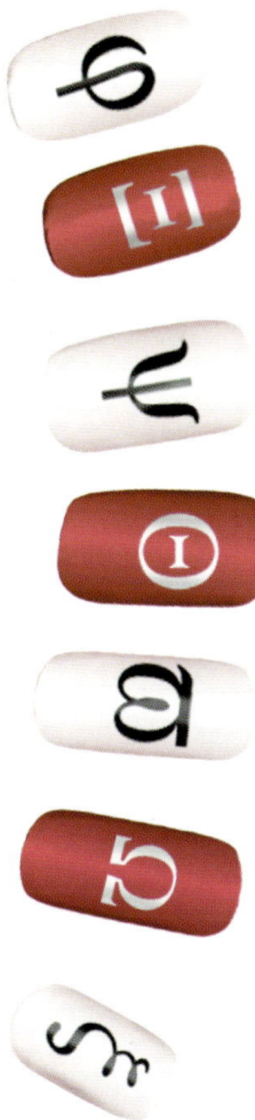

Arabische, asiatische und griechische Schriftzeichen oder die Buchstaben unseres Alphabets sehen sehr dekorativ aus. Lackieren Sie Ihre Nägel in einer hellen oder dunklen Farbe und übertragen Sie die Zeichen. Für sehr feine Linien nehmen Sie am besten einen Zahnstocher.

Für „Yin und Yang" lackieren Sie Ihre Nägel mit Weiß, Hellblau oder Rosa. Nach dem vollständigen Trocknen des Lackes bemalen Sie Ihre Nägel mit Schwarz in der Form des Symbols. Zum Schluss setzen Sie auf jeden Farbteil einen Punkt in der Kontrastfarbe.

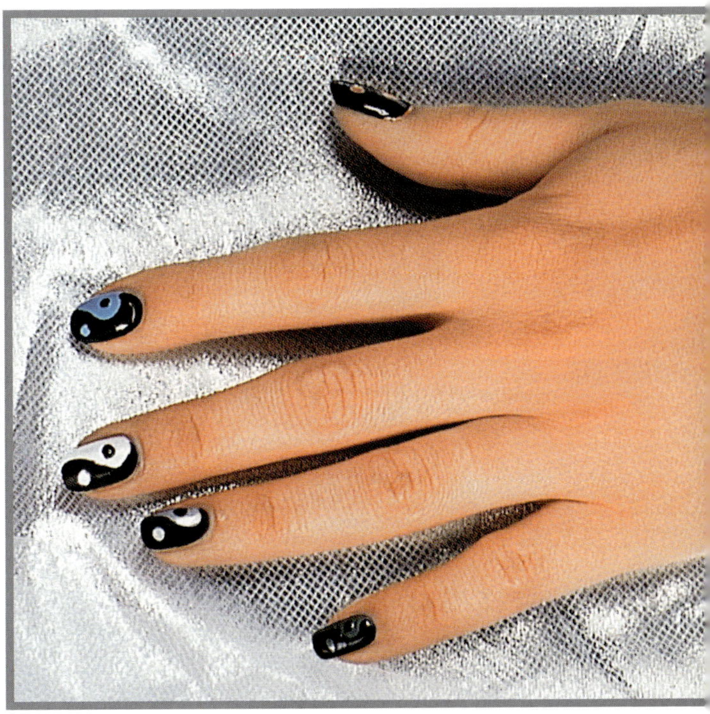

Zebra-Look

Lackieren Sie Ihre Nägel mit weißem Nagellack. Lassen Sie den Lack gut trocknen und tragen Sie dann schwarzen Lack im Zebramuster auf. Den Daumennagel oder den Nagel der großen Zehe bemalen Sie mit Gelb und Rot so, dass der Eindruck eines Kopfes entsteht. Statt der gelben Lackpünktchen für die Augen können Sie auch winzige Strass-Steinchen in den noch feuchten Lack drücken. Die Steinchen müssen danach zusätzlich mit Klarlack fixiert werden.

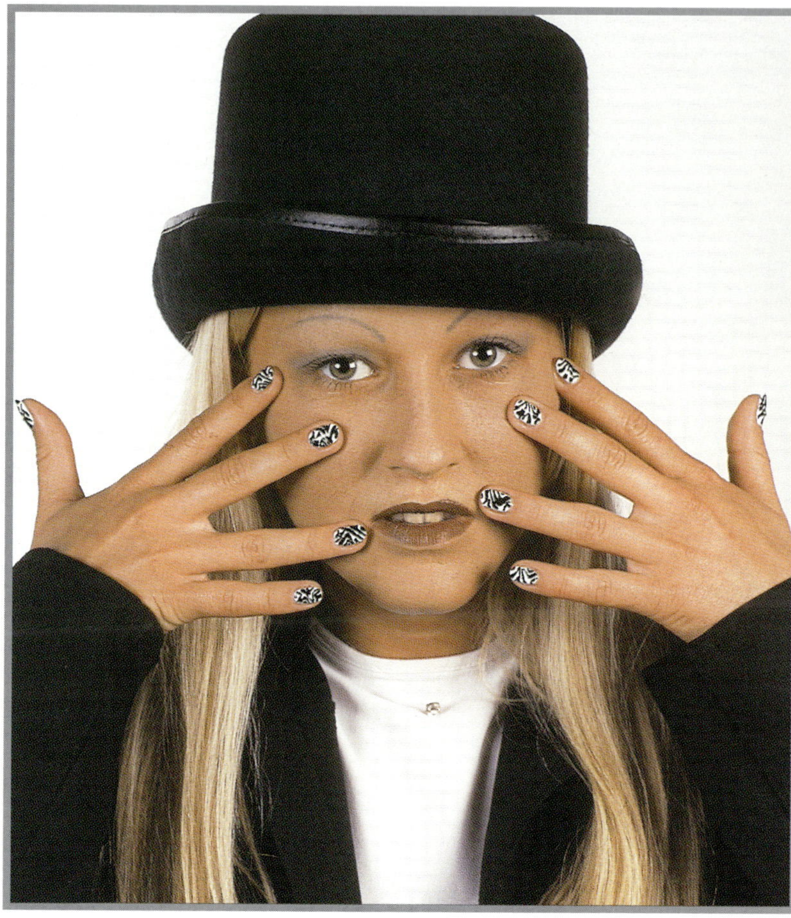

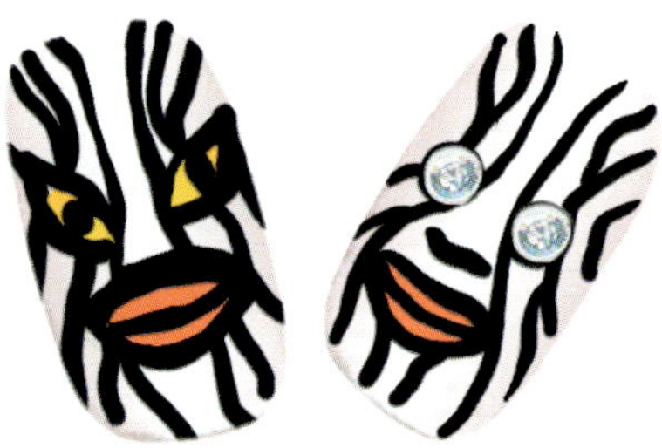

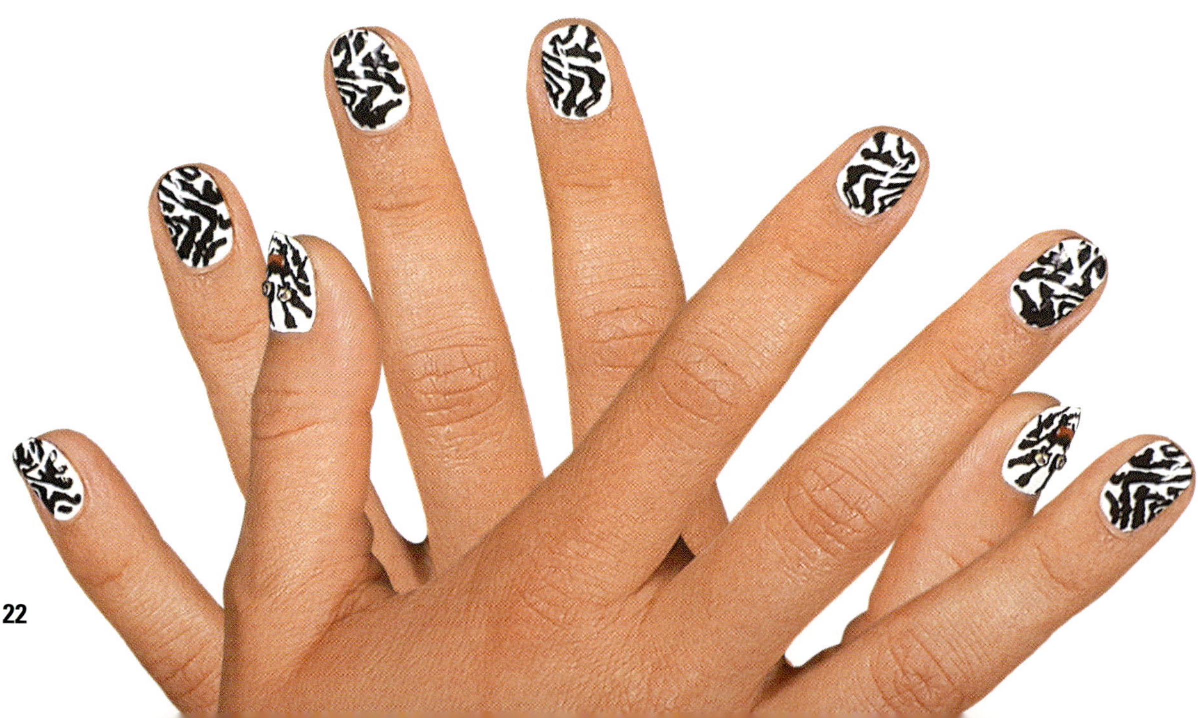

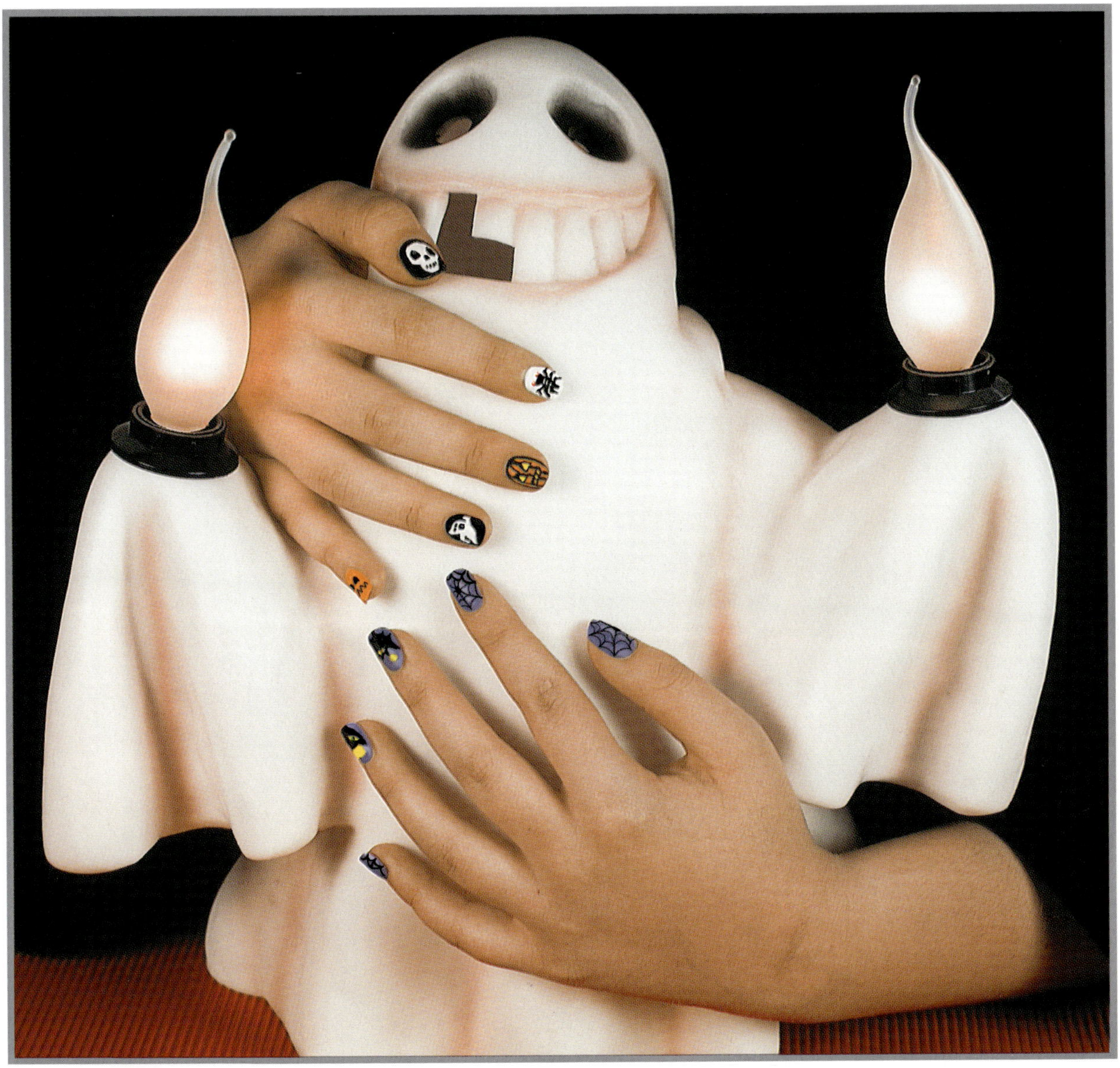

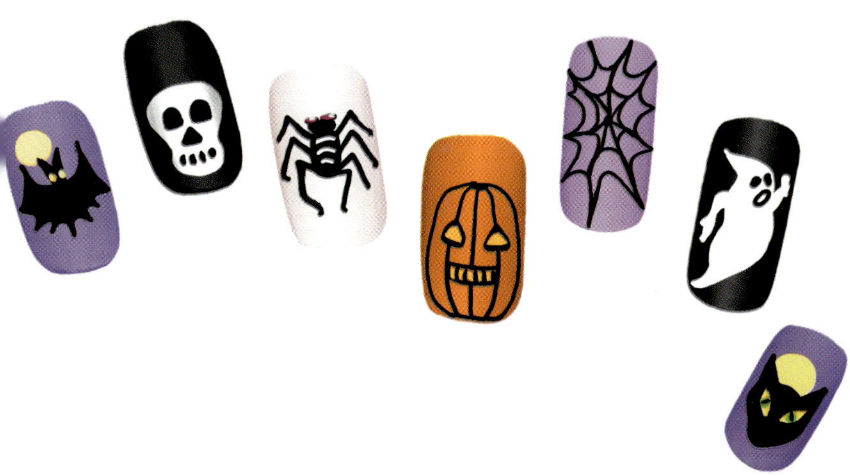

Kids lieben Monster. Mit rotem, grauem oder silbernem, schwarzem und weißem Nagellack lassen sich Gruselgestalten, Spinnen, Spinnennetze und Totenköpfe vortrefflich gestalten. Eine prima Idee zu Halloween, das auch bei uns inzwischen Einzug gehalten hat, oder zur Monsterparty.

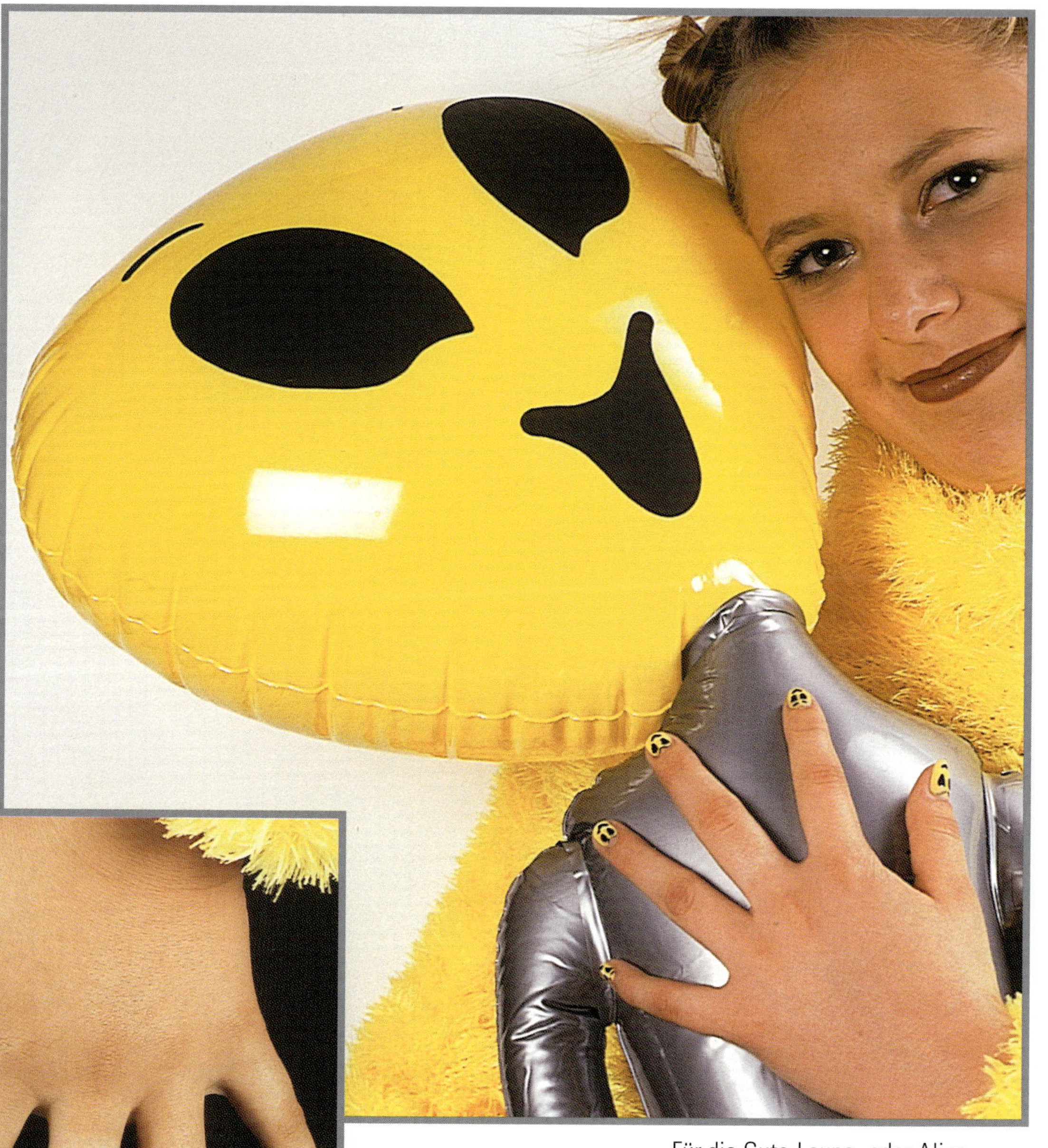

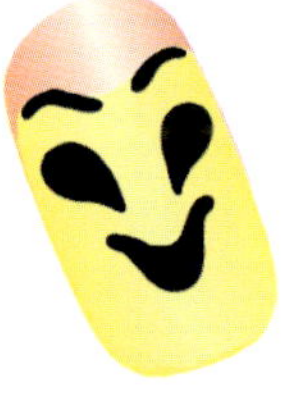

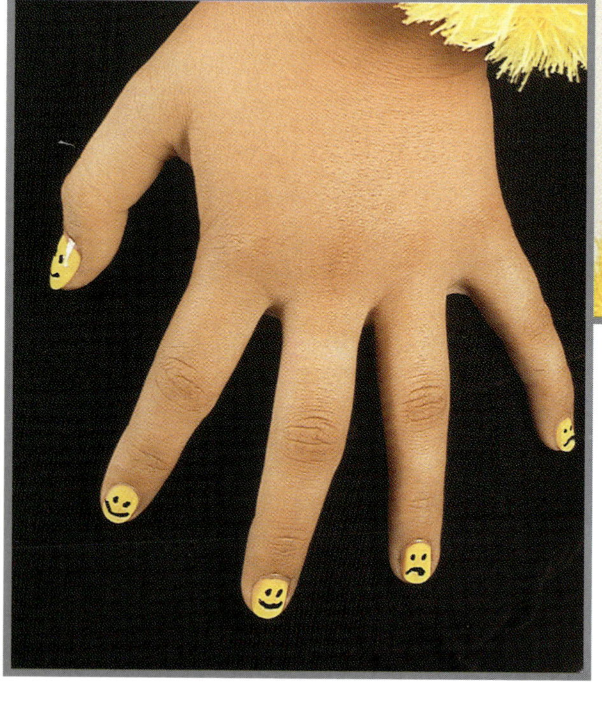

Für die Gute-Laune- oder Alien-Nägel wird gelber Nagellack als Basis aufgetragen. Ist der Lack vollständig getrocknet, malen Sie mit Schwarz eine Art „Smiley"-Gesicht – ganz nach eigener Stimmung mit fröhlicher oder missmutiger Miene. Für die Aliens wird ebenfalls mit schwarzem Lack gearbeitet.

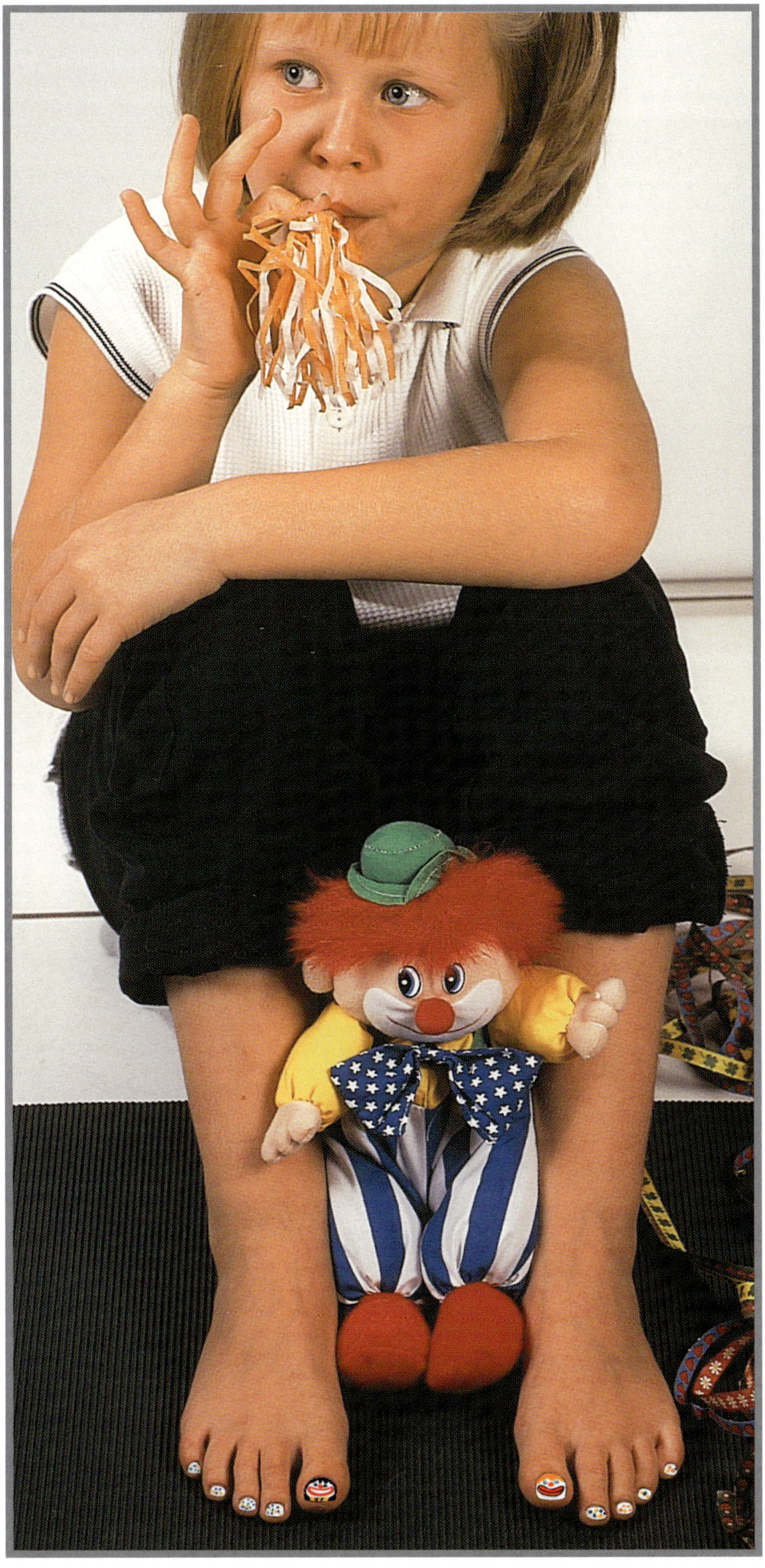

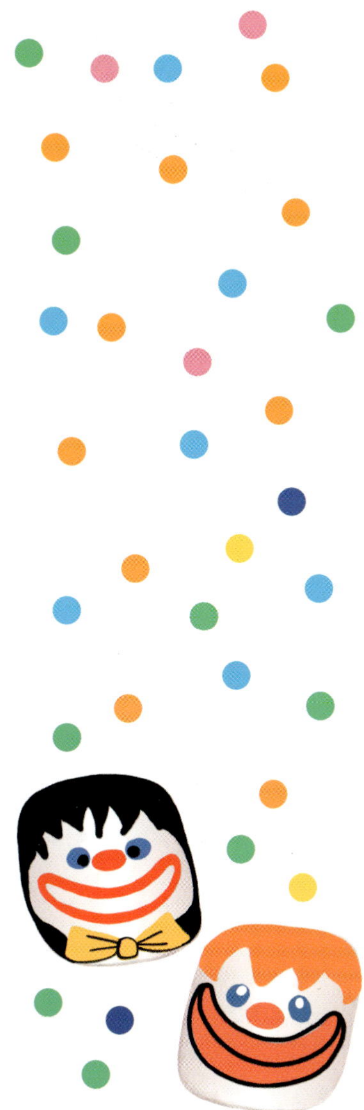

Ein lustiges Clownsgesicht passt gut auf den Daumennagel oder auf den Nagel des großen Zehs. Nachdem alle Nägel mit weißem Lack ausgemalt wurden und vollständig getrocknet sind, wird ein Clownsgesicht gemalt. Die anderen Nägel verzieren Sie einfach mit kleinen Pünktchen.

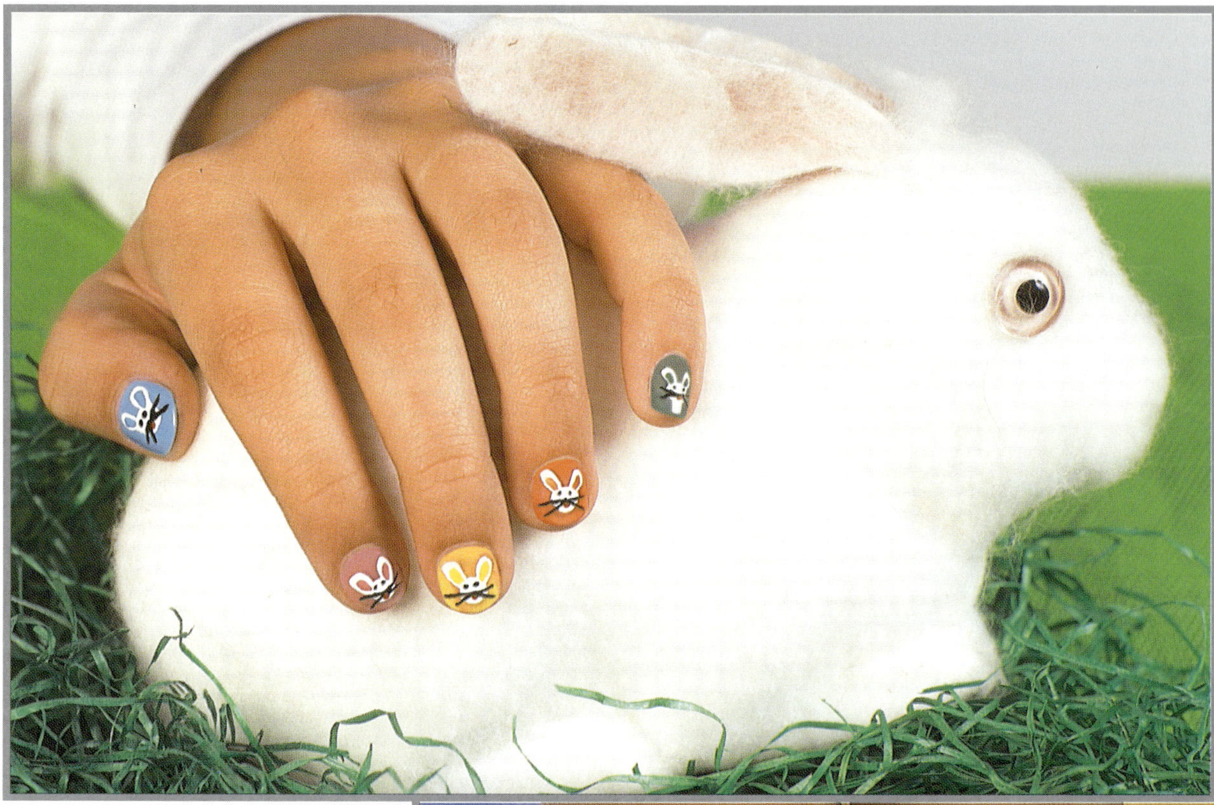

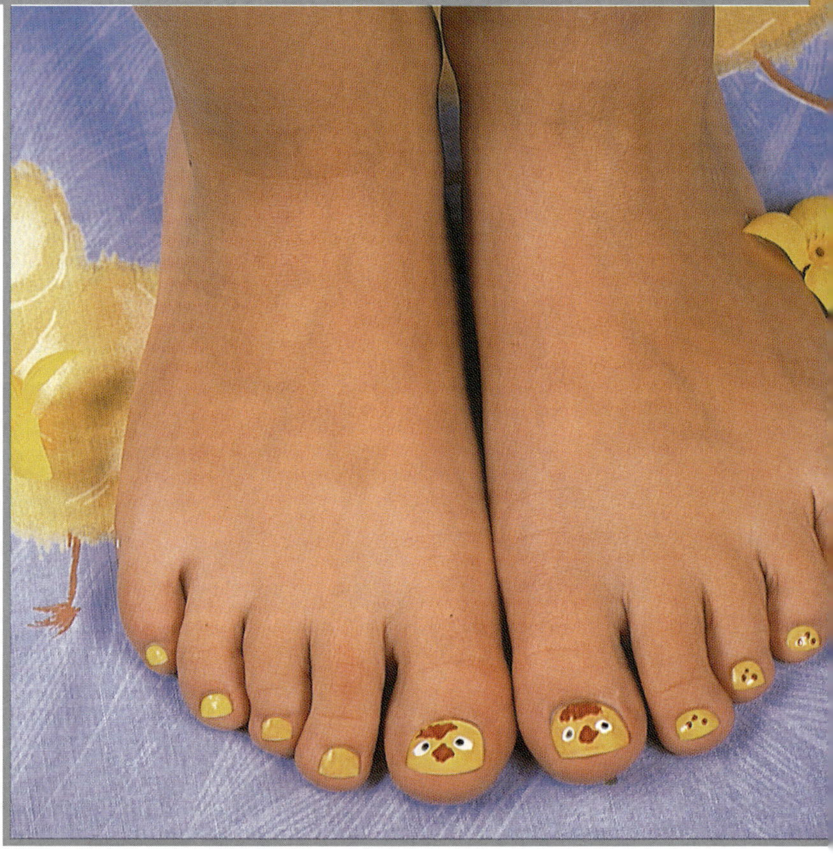

Für die Häschen lackieren Sie die Nägel in einer oder in verschiedenen Basisfarben und lassen den Lack gut trocknen. Setzen Sie einen weißen Nagellackpunkt auf die Nagelmitte. Für die Ohren setzen Sie je einen weißen Punkt rechts und links auf den oberen Nagelteil. Mit dem Zahnstocher ziehen Sie die Punkte in Form eines Ovals zu dem Punkt in der Mitte. Lassen Sie den Lack gut trocknen. Mit einem Tröpfchen der Basisfarbe malen Sie das Ohrinnere; ein winziges Pünktchen in Pink markiert das Schnäuzchen. Mit dem Zahnstocher und etwas schwarzem Lack malen Sie die Augenpunkte und die Tasthaare.

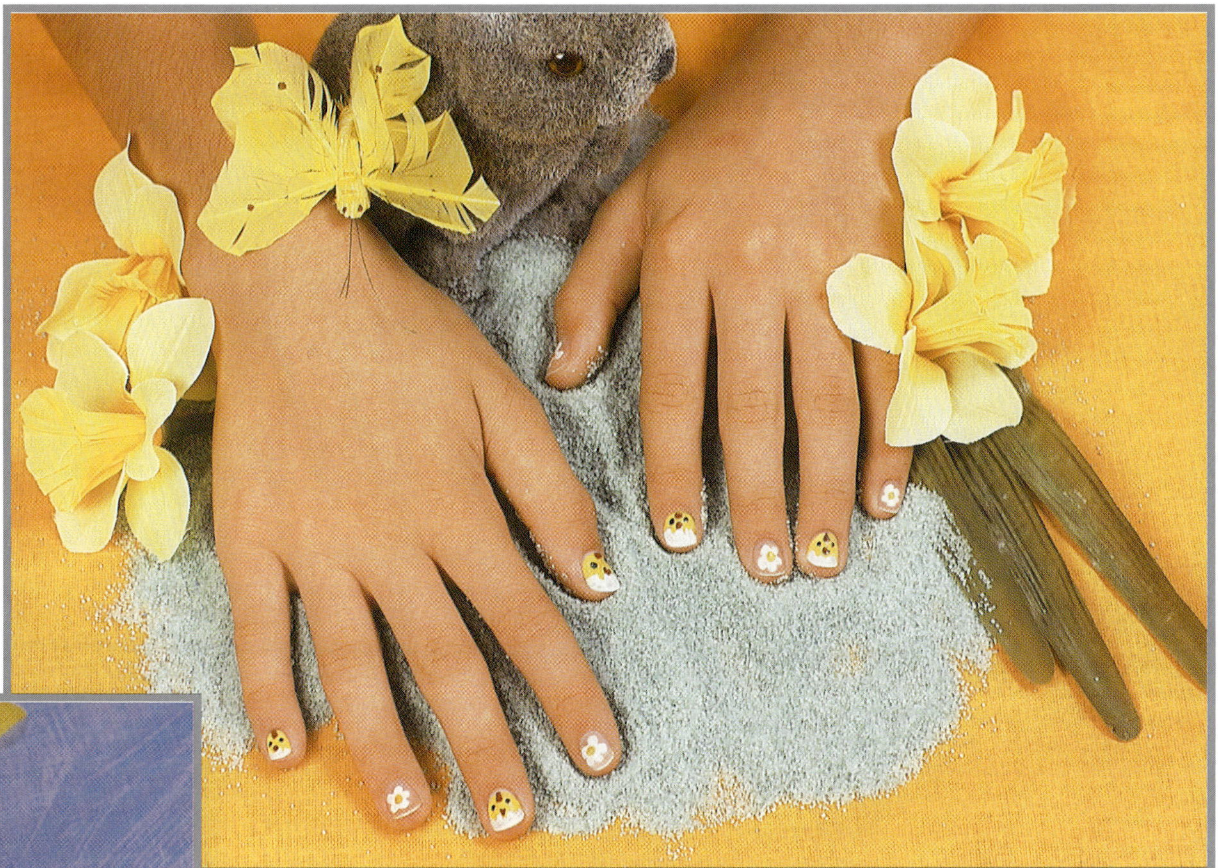

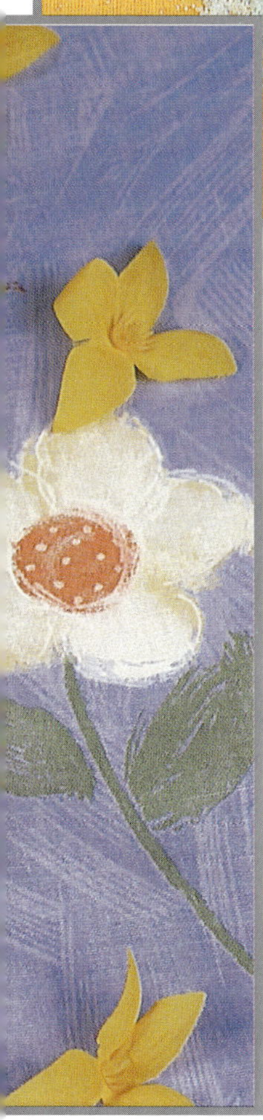

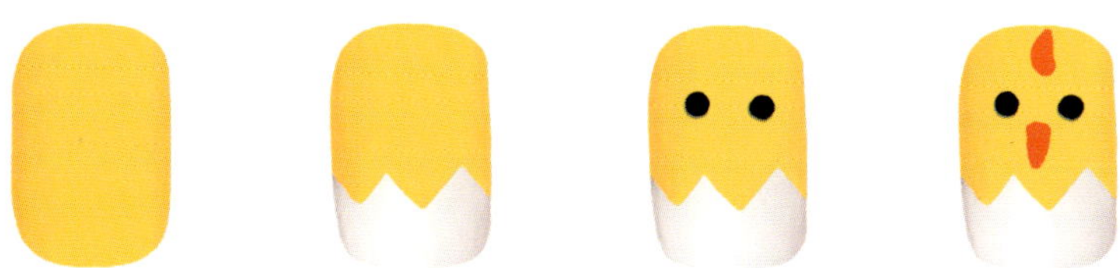

Für die Küken bemalen Sie hier die Nägel gelb. Auf Daumen- oder Zehennagel malen Sie einen Kükenkopf. Die anderen Nägel belassen Sie uni oder malen kleine Pünktchen darauf.

Eine andere Idee für die Kükenmalerei ist, den Nagel gelb zu lackieren, nach dem Trocknen des Lackes die untere Nagelhälfte weiß zu bemalen, mit schwarzem Lack Augenpünktchen und mit orangefarbenem Lack den Schnabel zu malen. Abwechslungsreicher sieht es aus, wenn zwischendrin ein Nagel mit einem Streublümchen verziert wird.

Kleine Mäuse

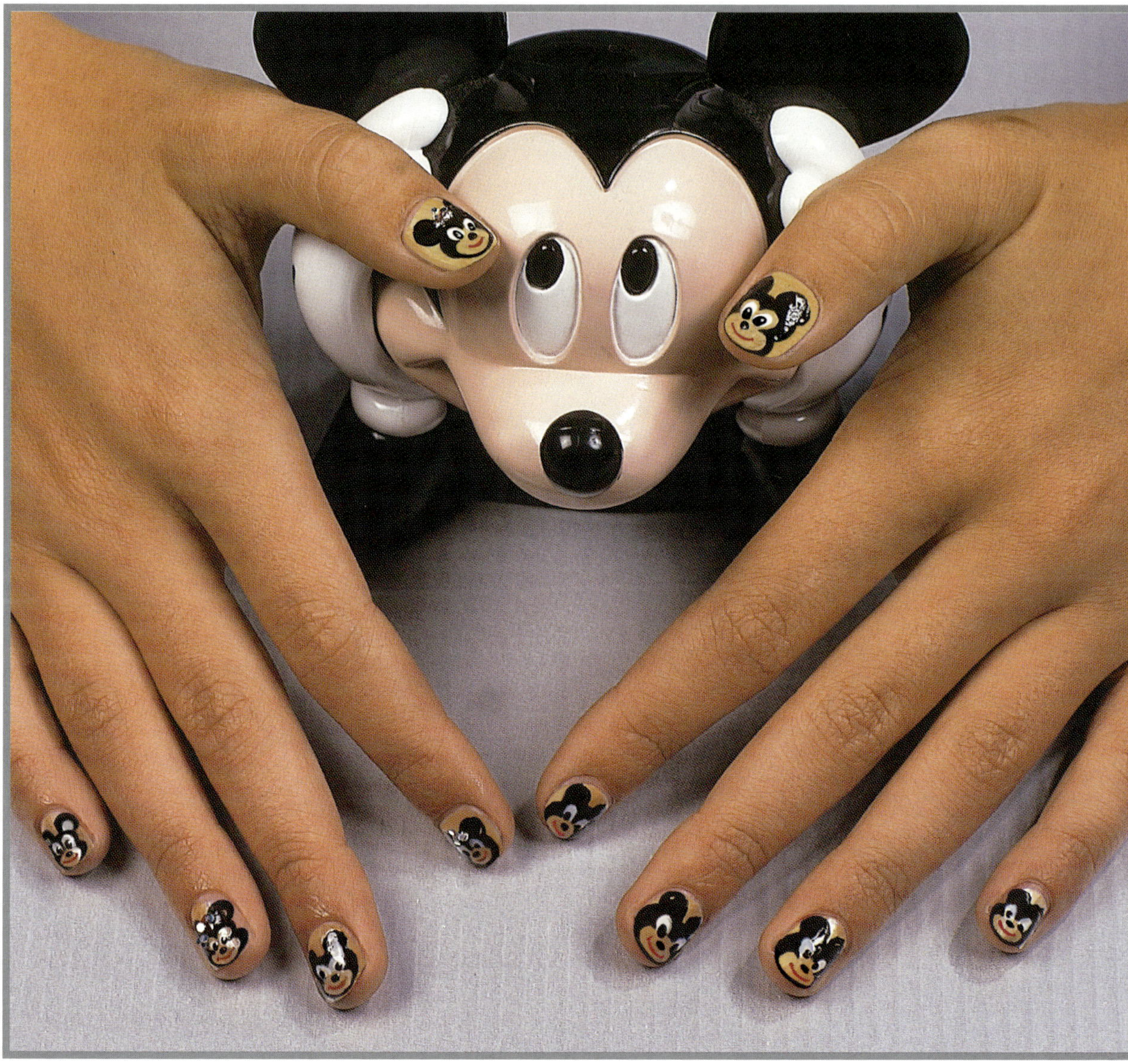

Lackieren Sie die Nägel mit einem Beige- oder Roséton als Basisfarbe und lassen Sie sie gut trocknen. Mit schwarzem Lack geben Sie der Maus die Kopfform. Nach dem Trocknen malen Sie die weißen Augen und nach erneutem Trocknen schwarze Pünktchen für Augen und Nase.

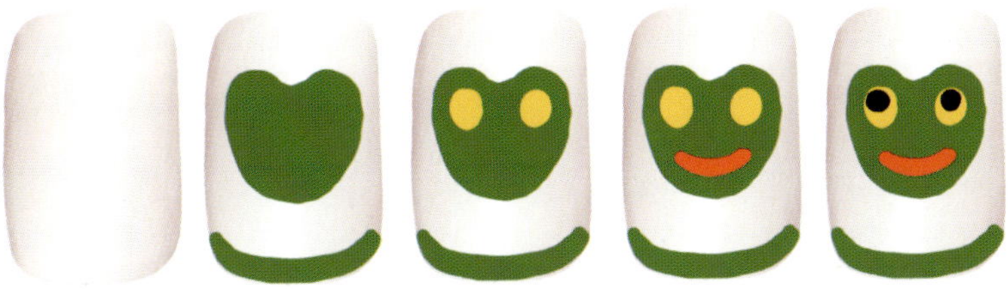

Für die Frösche ist der Basislack weiß, für die Turtles dunkelgrün. Die Frösche erhalten mit Grün, Gelb, Rot und Schwarz ihr Gesicht. Für das Ziehen besonders feiner Linien nehmen Sie einen Zahnstocher. Malen Sie den Turtles mit Gelb, Schwarz und einem helleren Rot oder mit Rosé ein Fantasiegesicht.

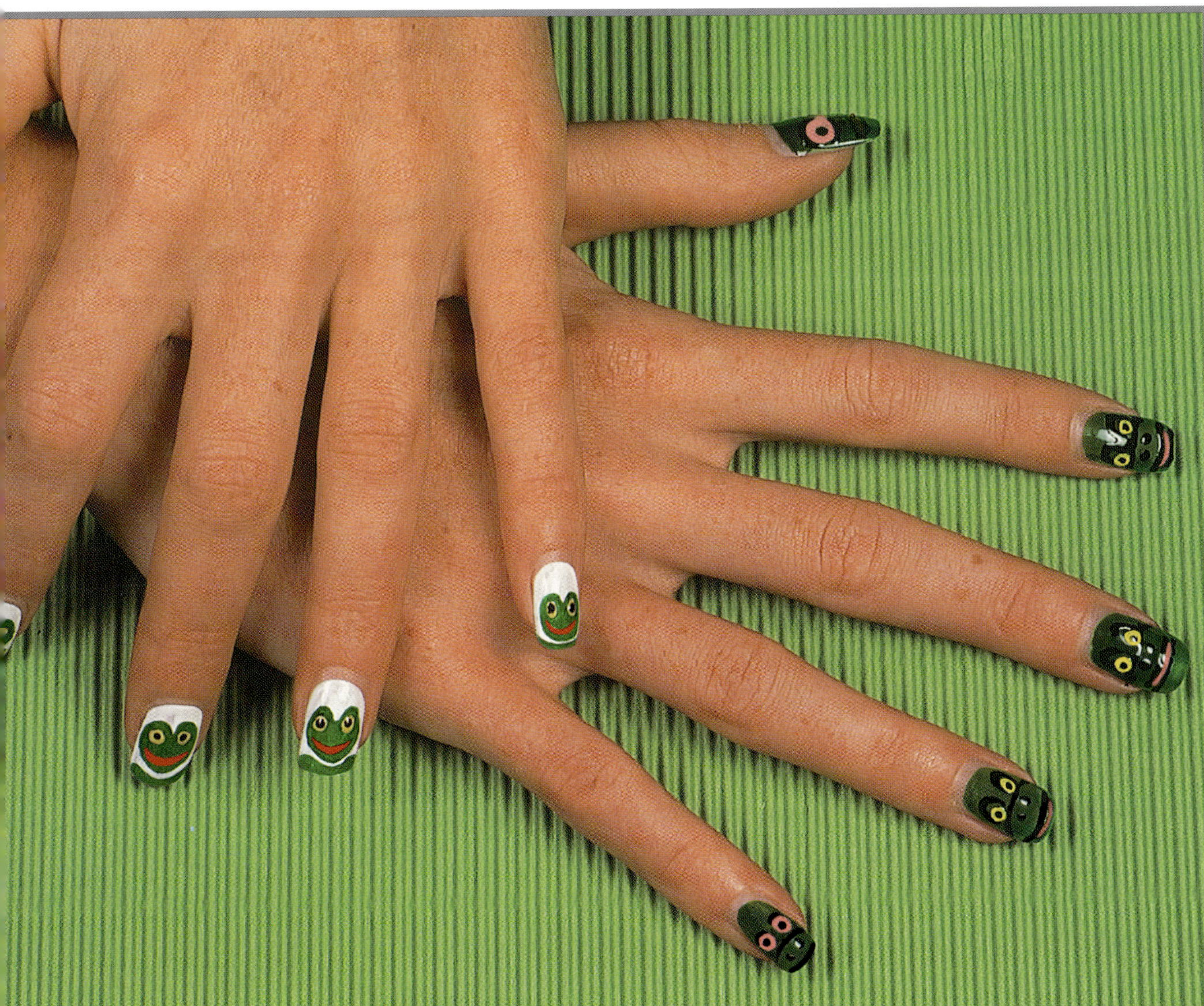

Gefleckte Kuh

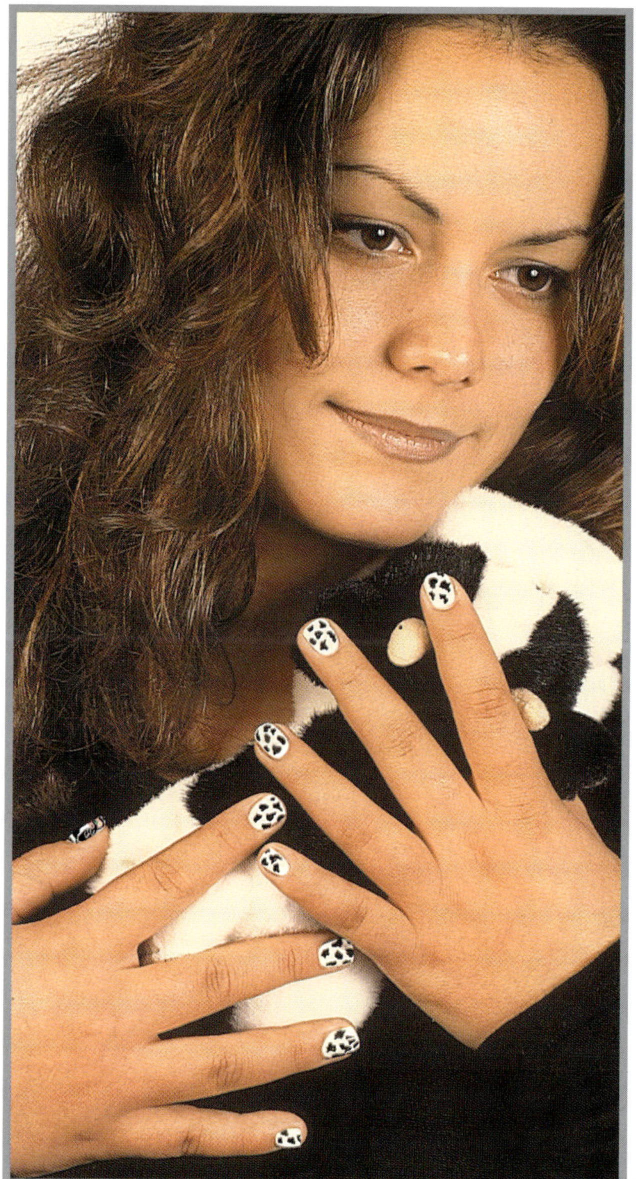

Lackieren Sie die Nägel mit weißem Lack. Auf den Daumen malen Sie einen Kuhkopf, auf die restlichen Nägel setzen Sie mit Schwarz ungleichmäßige Flecken für das Kuhfell.

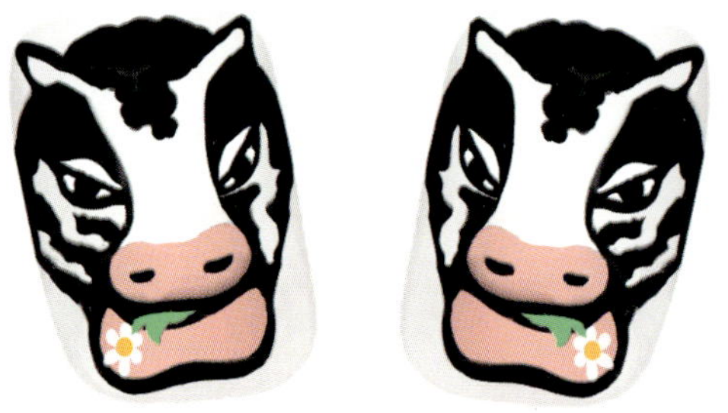

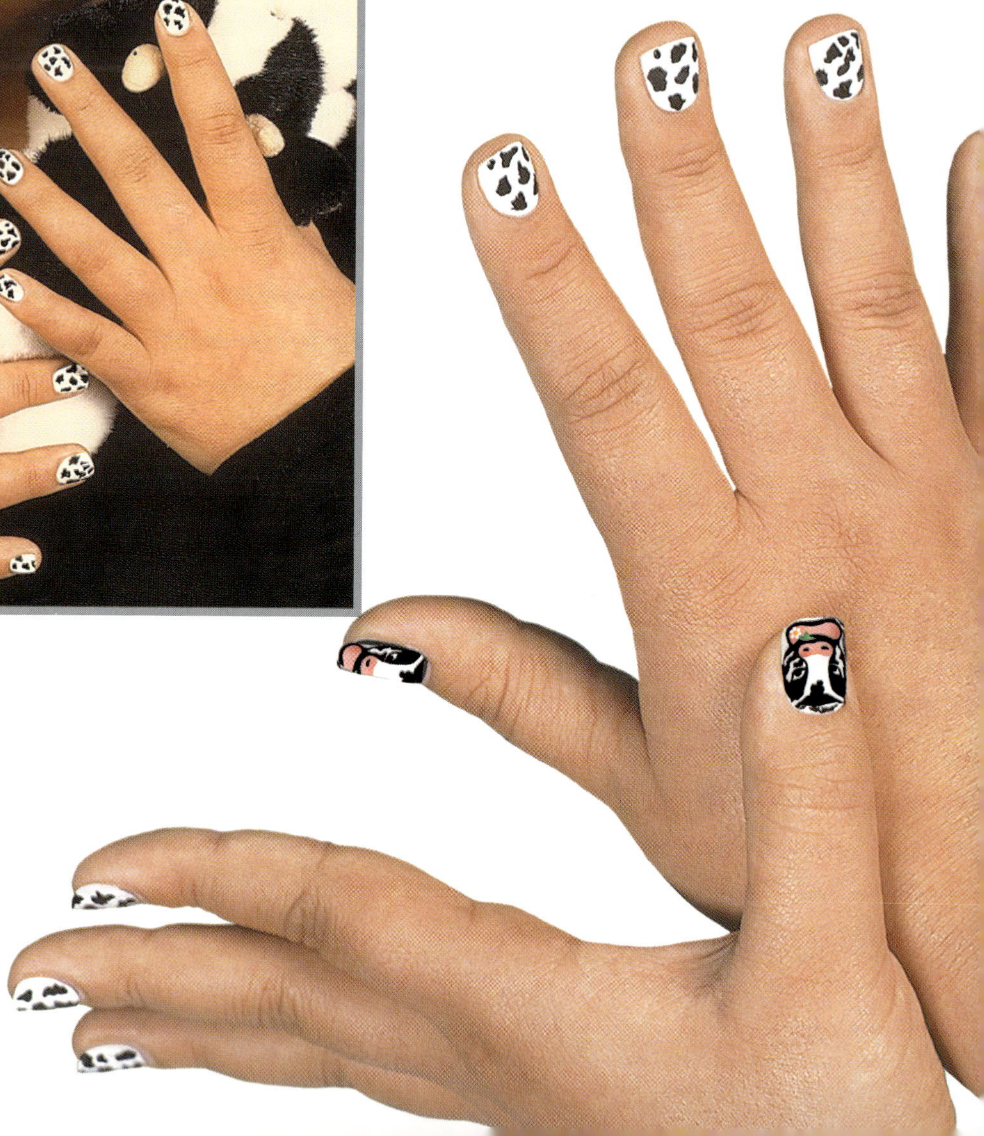

Lackieren Sie die Nägel mit rotem Lack und lassen Sie die Farbe sehr gut trocknen. Ziehen Sie einen schwarzen Lackstrich quer über die Nagelspitzen. Mit dem Zahnstocher ziehen Sie eine dünne schwarze Linie, die den Nagel längs halbiert. Setzen Sie nun kleine schwarze Punkte auf die rote Basisfarbe.

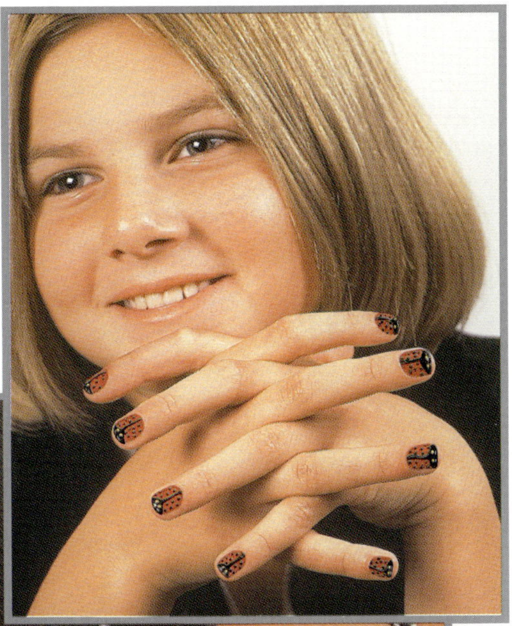

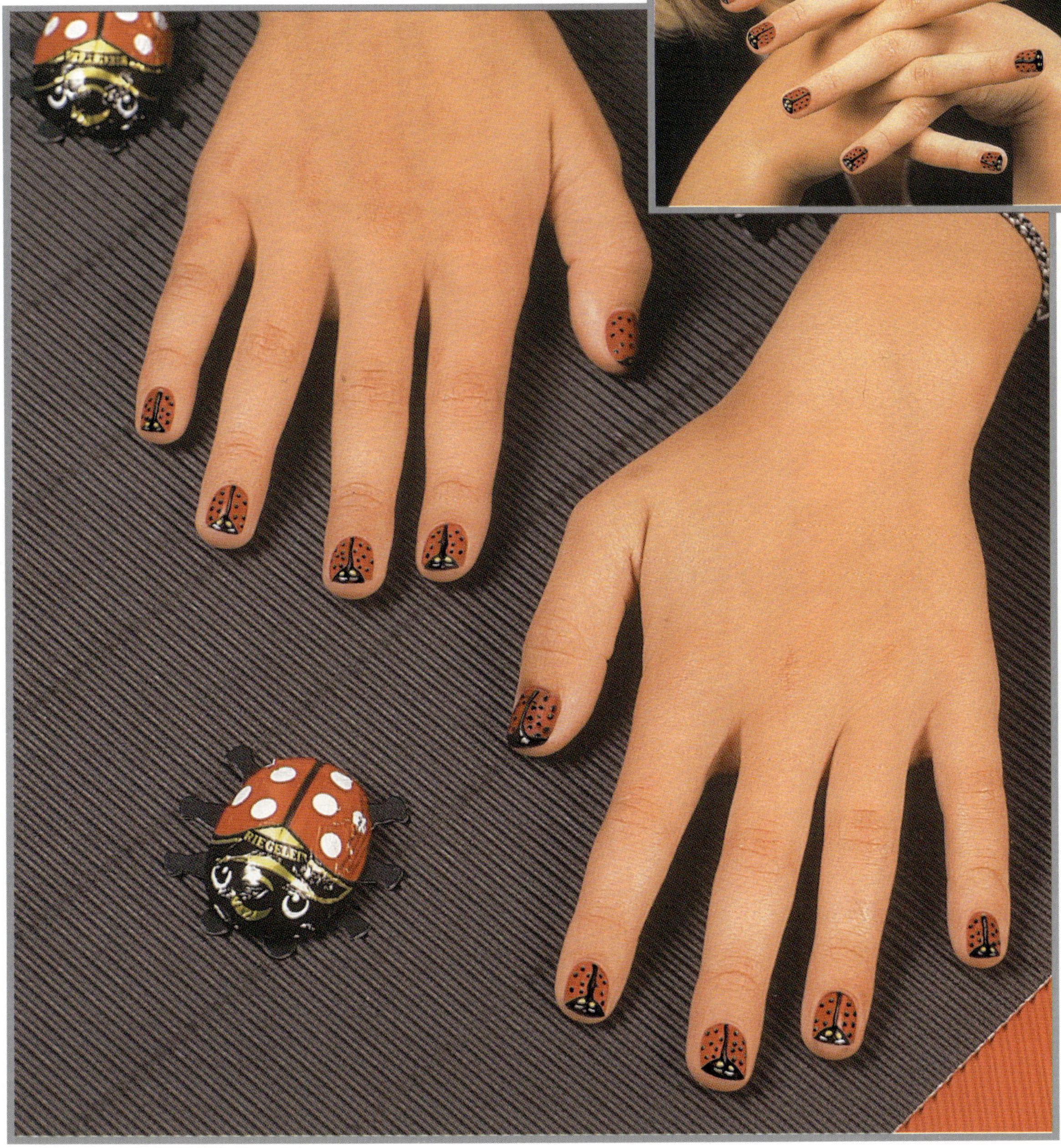

Bienchen

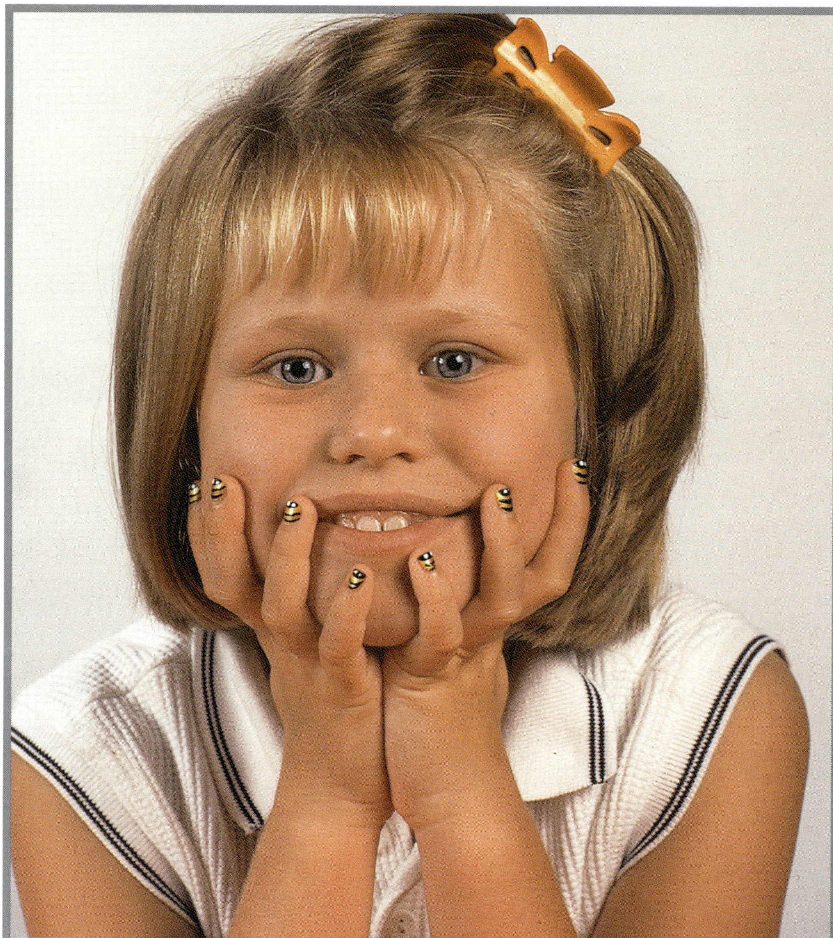

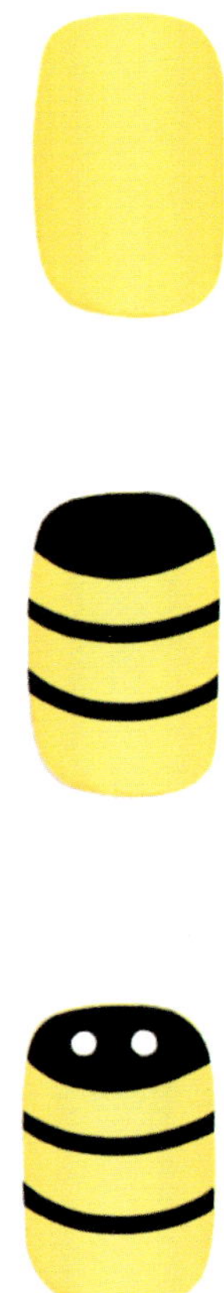

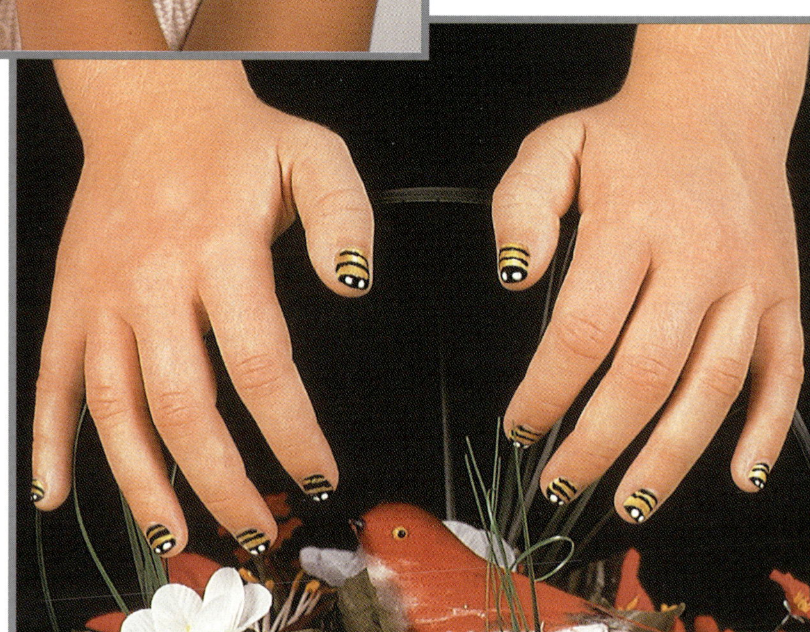

Lackieren Sie die Nägel mit gelbem Lack und lassen Sie die Farbe trocknen. Malen Sie einen breiten schwarzen Streifen quer über die Nagelspitzen. Malen Sie nun zwei oder drei feine Querlinien. Setzen Sie je zwei weiße Pünktchen auf die breiteren schwarzen Streifen an den Nagelspitzen. Wenn Sie möchten, geben Sie noch winzige schwarze Punkte in das Weiß.

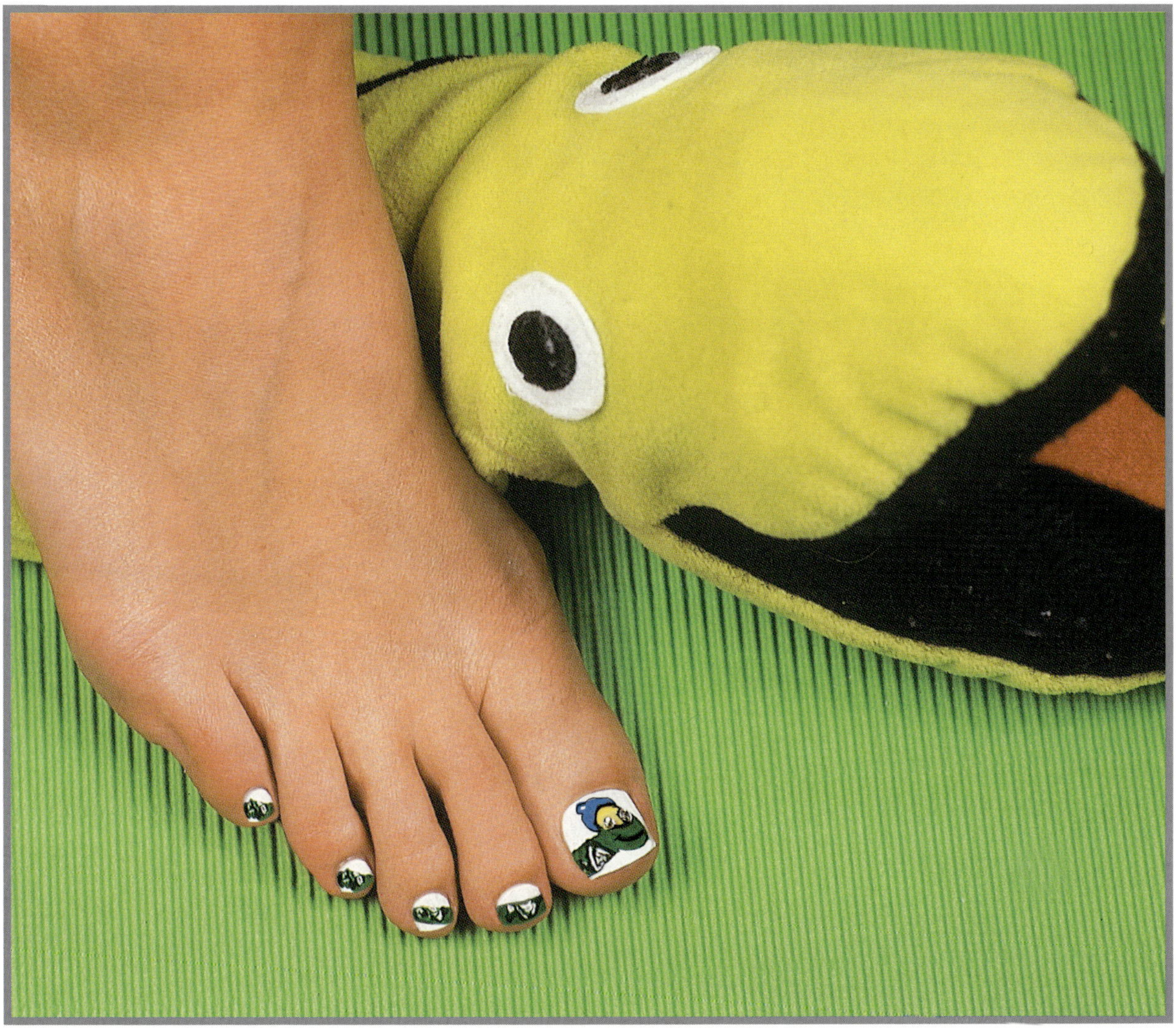

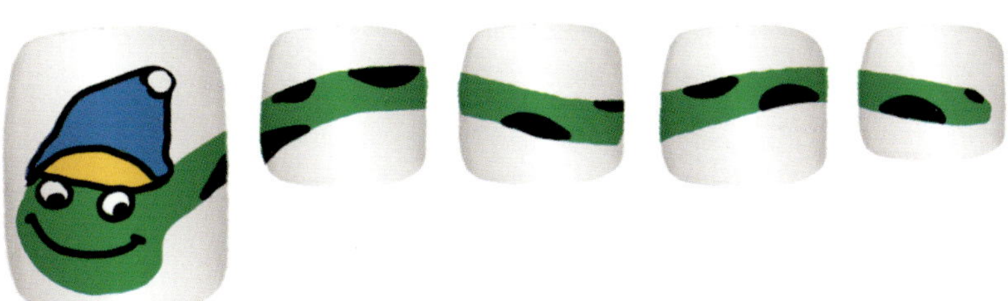

Die Schlange ist ideal für Fußnägel geeignet. Lackieren Sie die Nägel in Weiß und lassen Sie den Lack gut trocknen. Malen Sie den Schlangenkopf und ein Stück des Körpers auf den großen Zeh. Auf den anderen Zehen setzen Sie den Schlangenkörper fort. Sehr feine Linien lassen sich leichter mit einem in Lack getauchten Zahnstocher malen.

Für Hunde- und Katzenfans

Lackieren Sie die Nägel mit Weiß und lassen Sie den Lack gut trocknen. Mit Braun und Schwarz malen Sie ein Hundeköpfchen auf den Daumennagel. Mit Schwarz tupfen Sie Pfötchenspuren auf die anderen Nägel.

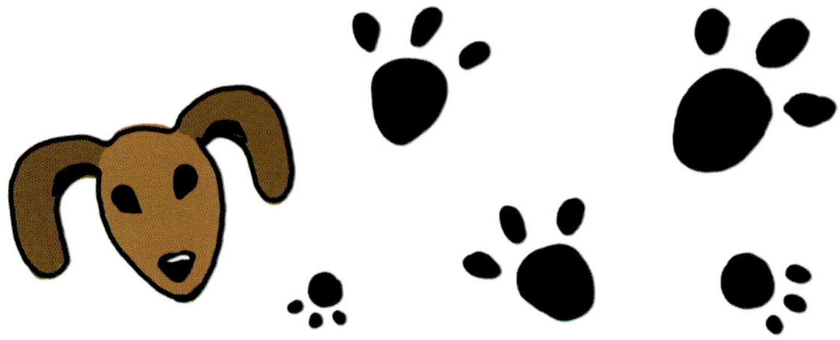

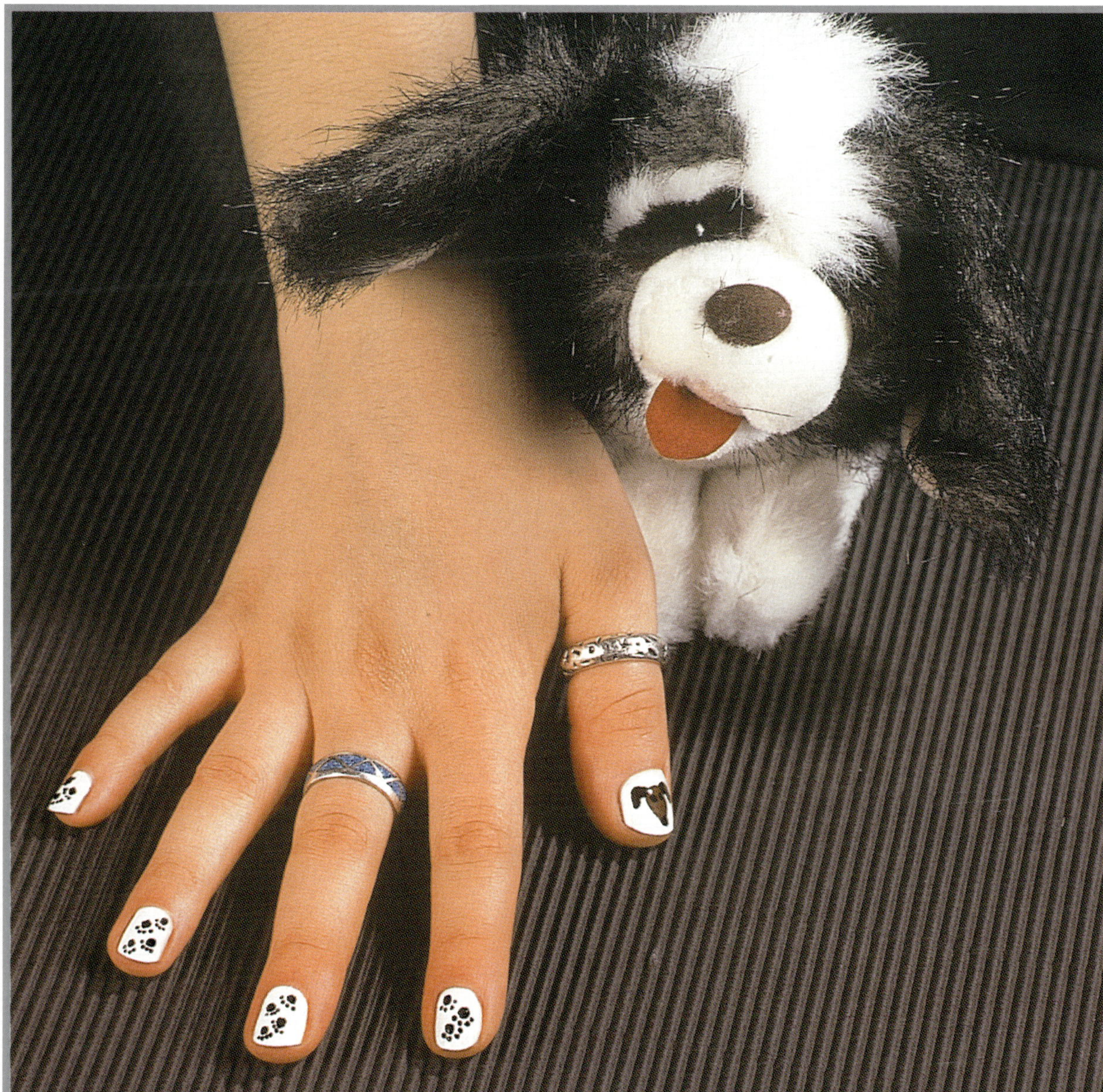

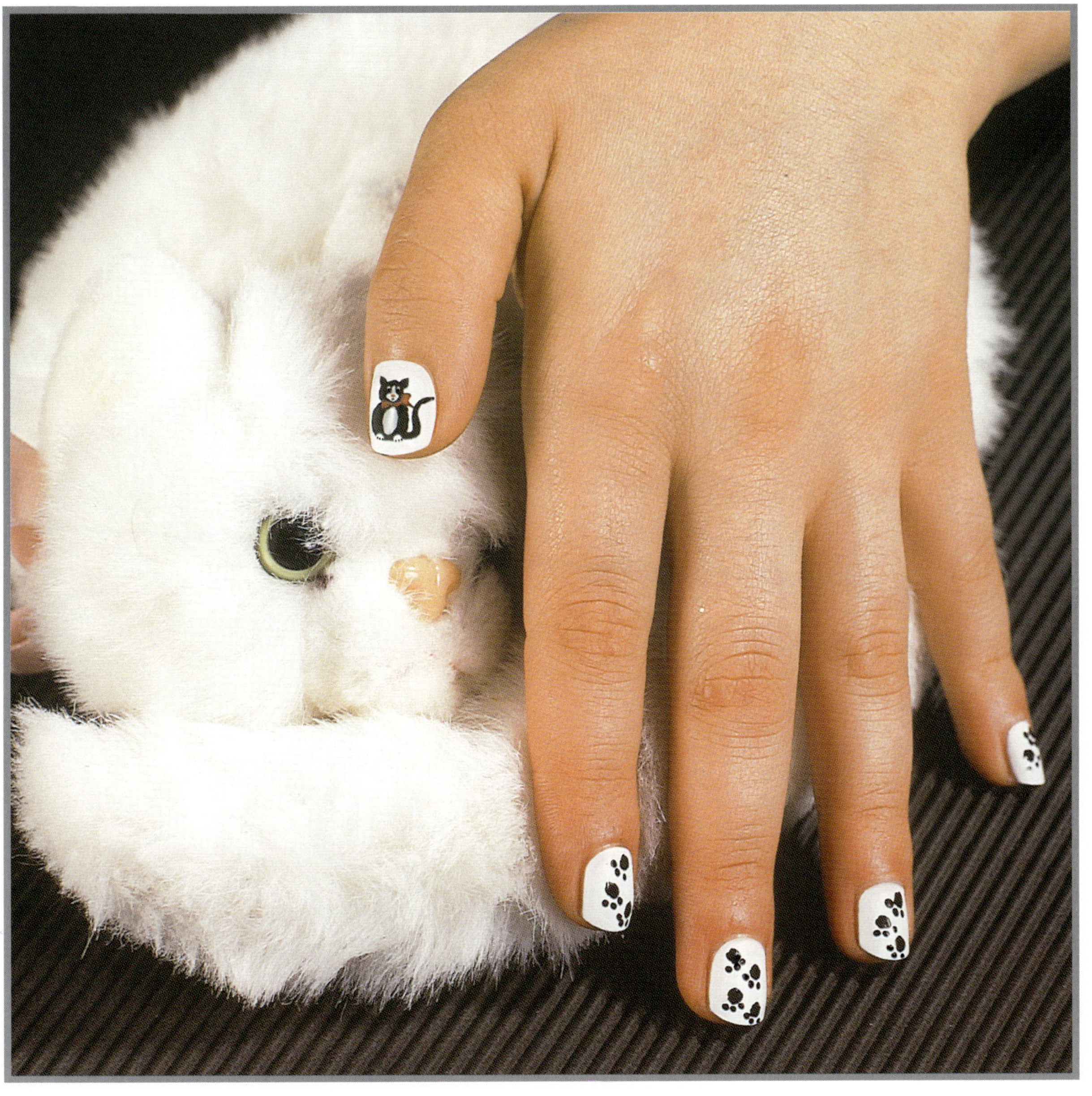

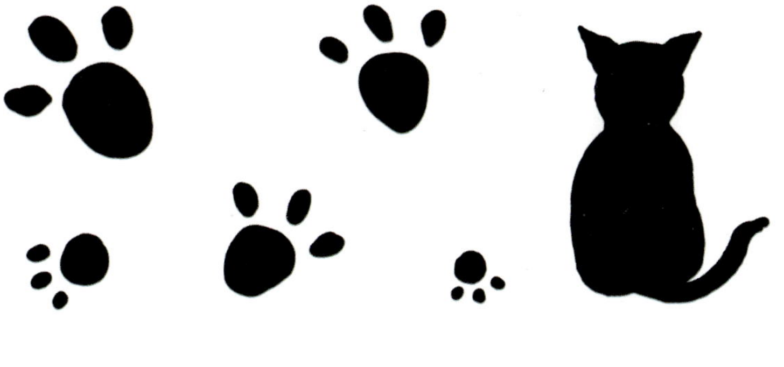

Die Basisfarbe für die Nägel ist weißer Nagellack. Die Daumennägel werden einmal mit einer Katze in Vorderansicht und einmal in Rückansicht bemalt. Die restlichen Nägel werden mit Pfötchenspuren bemalt.

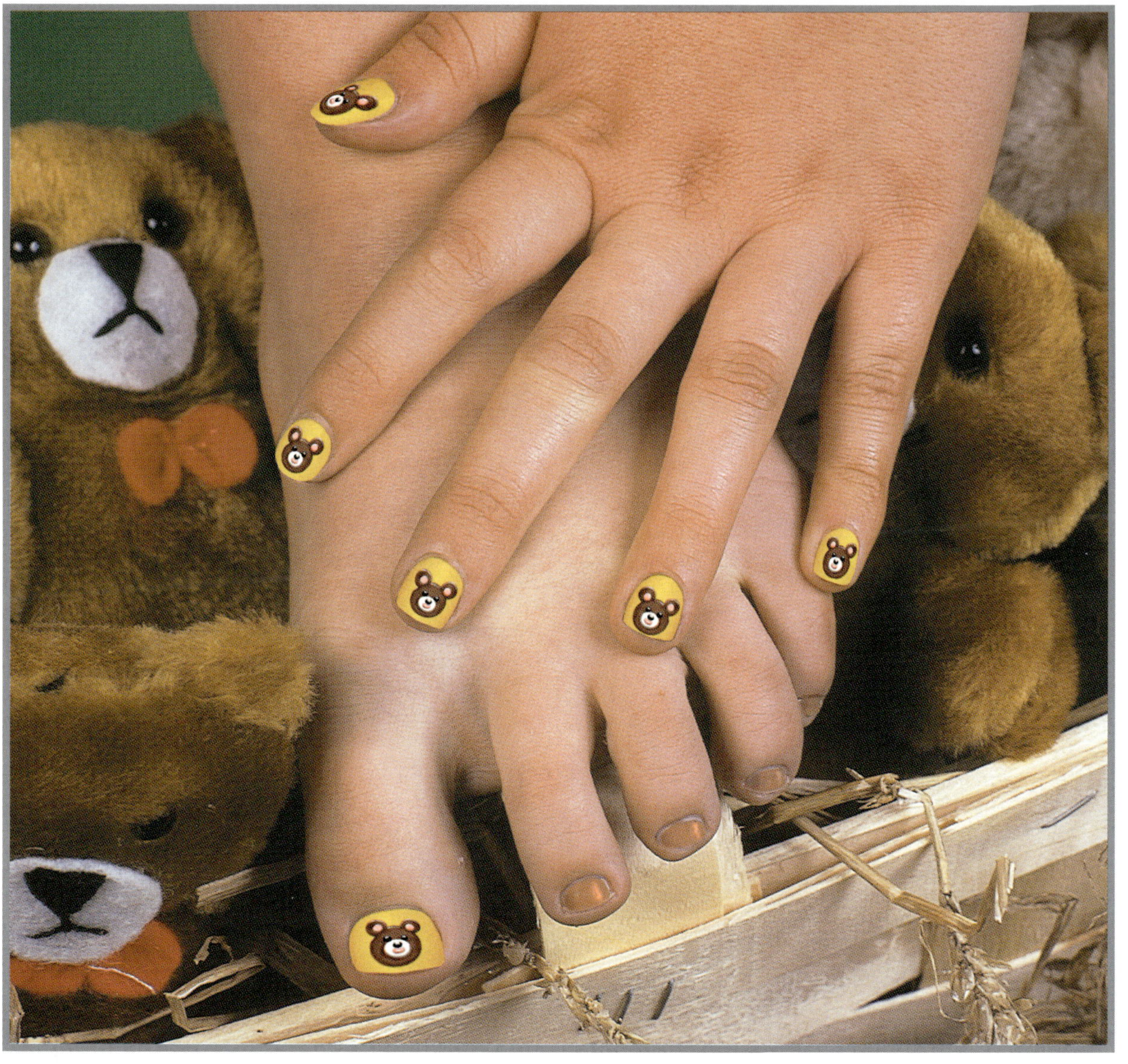

Die Basisfarbe für die Fingernägel ist ein warmes Gelb. Nach dem Trocknen wird der Bärenkopf mit Braun, Schwarz, Weiß und Rosé aufgemalt. Für die Fußnägel haben wir nur den Nagel des großen Zehs mit einem Teddykopf bemalt, die anderen Zehennägel wurden in einem zarten hautfarbenen Ton lackiert.

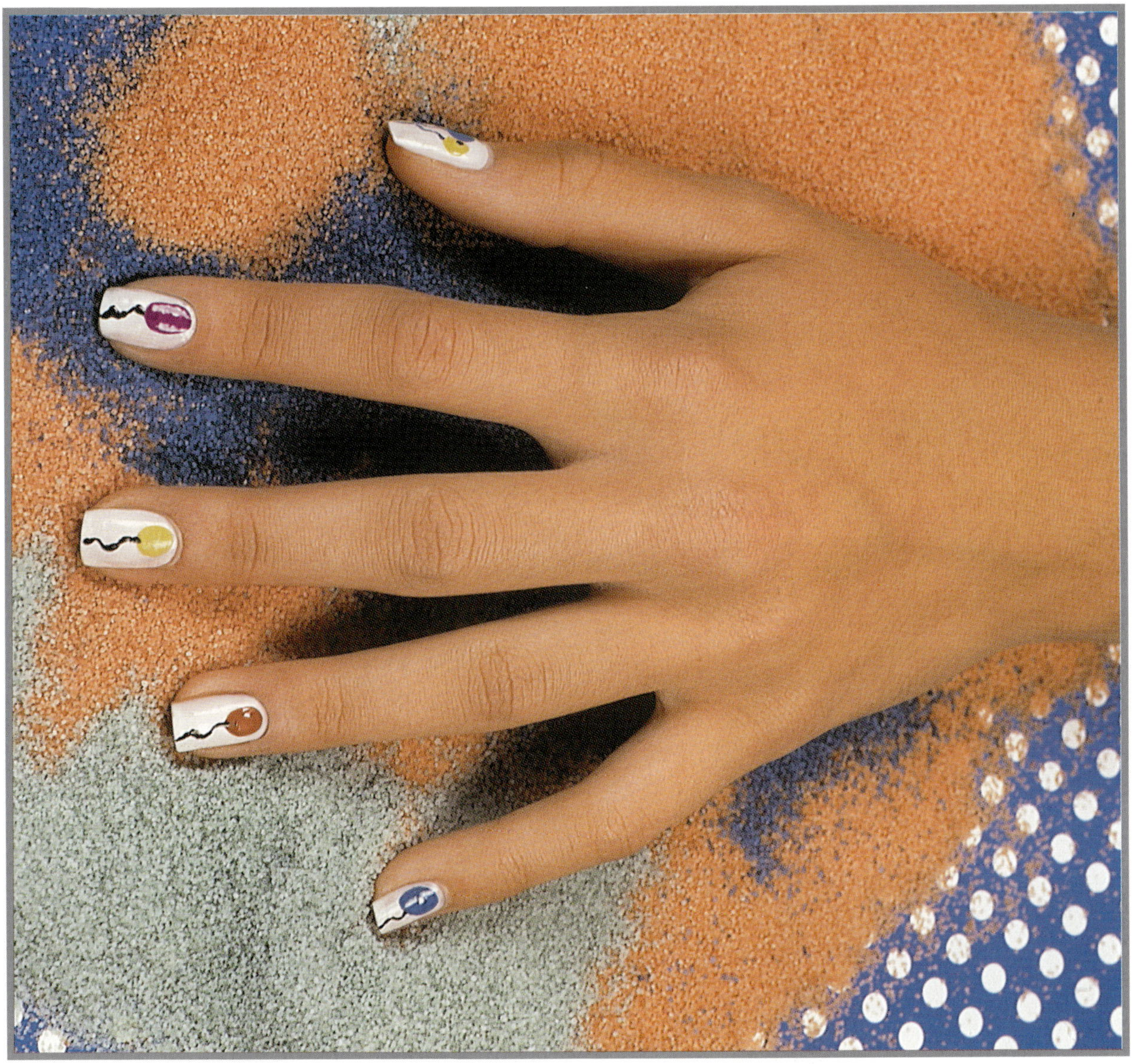

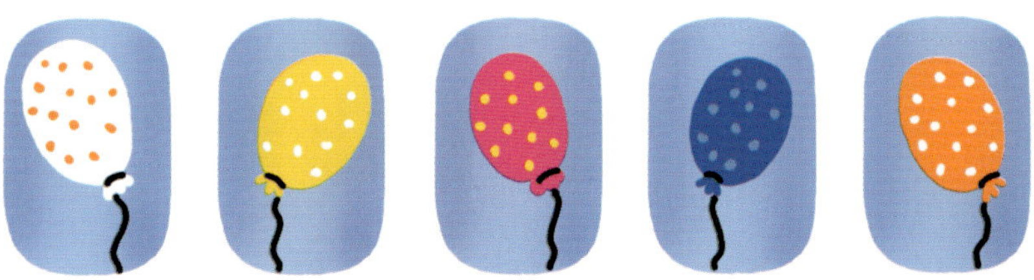

Lackieren Sie Ihre Nägel weiß.
Malen Sie auf jeden Nagel ein andersfarbiges Luftballonmotiv.

Löwe

Lackieren Sie die Nägel mit einem hautfarbenen Unterlack. Mit Ocker, Braun, Schwarz und Weiß malen Sie den Löwenkopf auf den Daumennagel. Für die Schnauze nehmen Sie einen winzigen Tupfen Rot. Auf die anderen Nägel malen Sie mit Braun einige Striche als Fell.

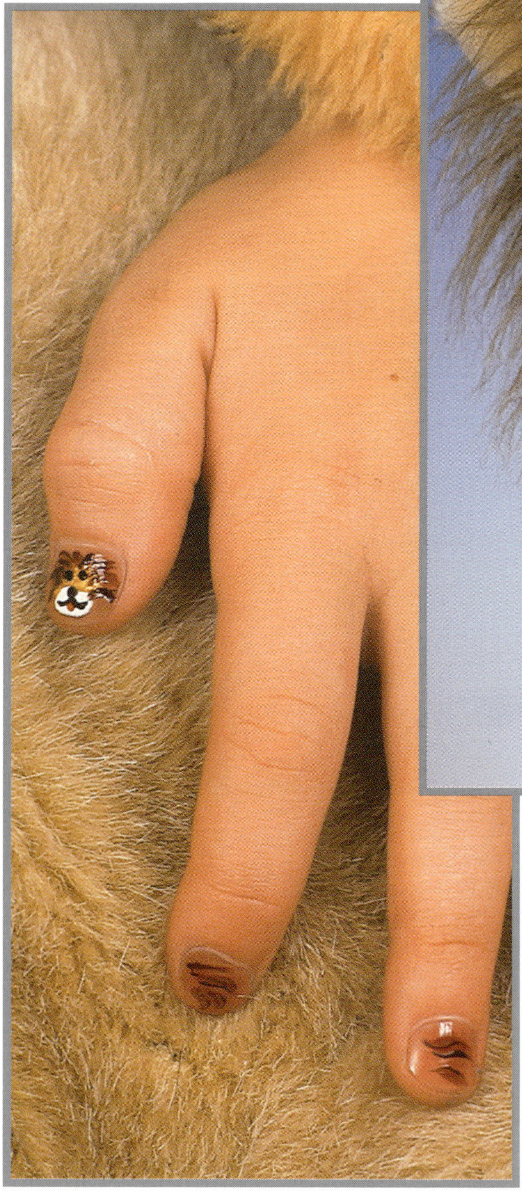

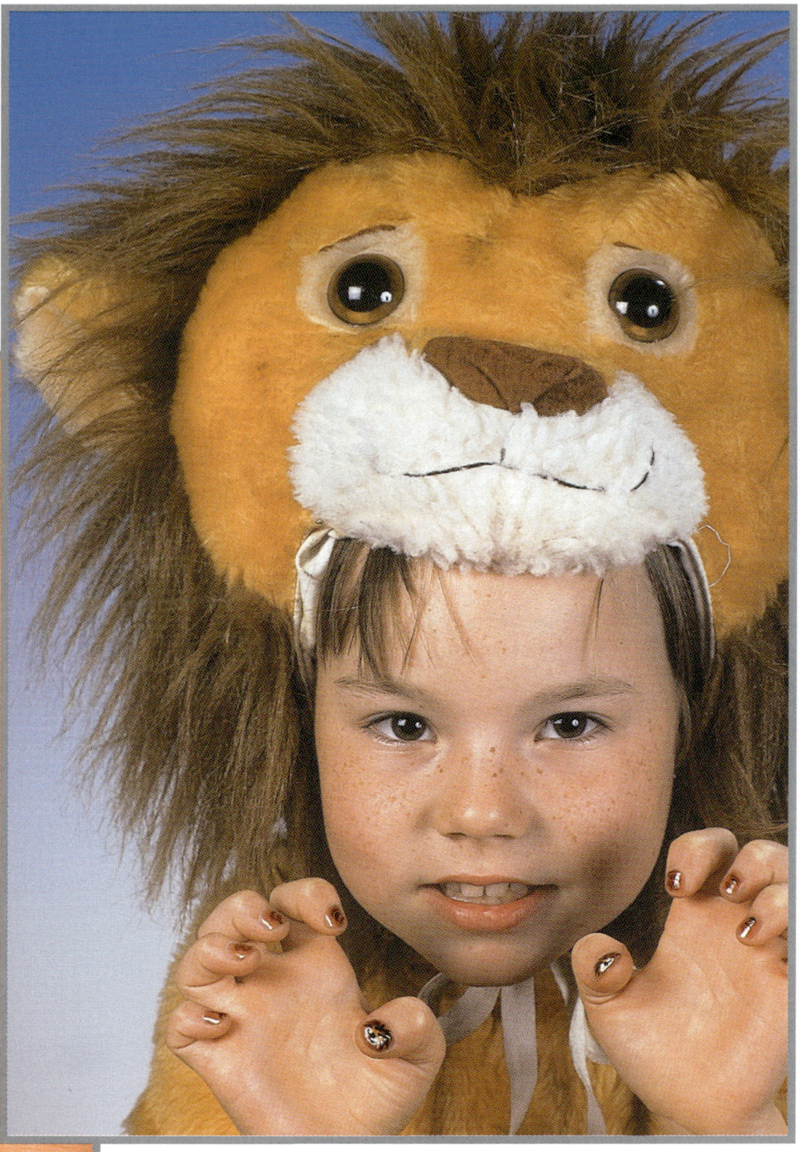

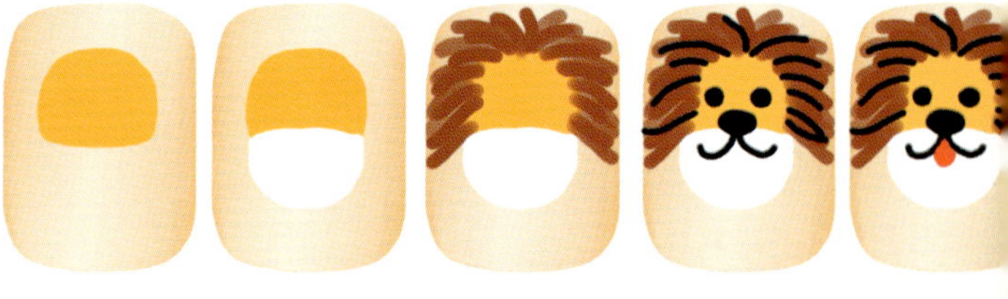

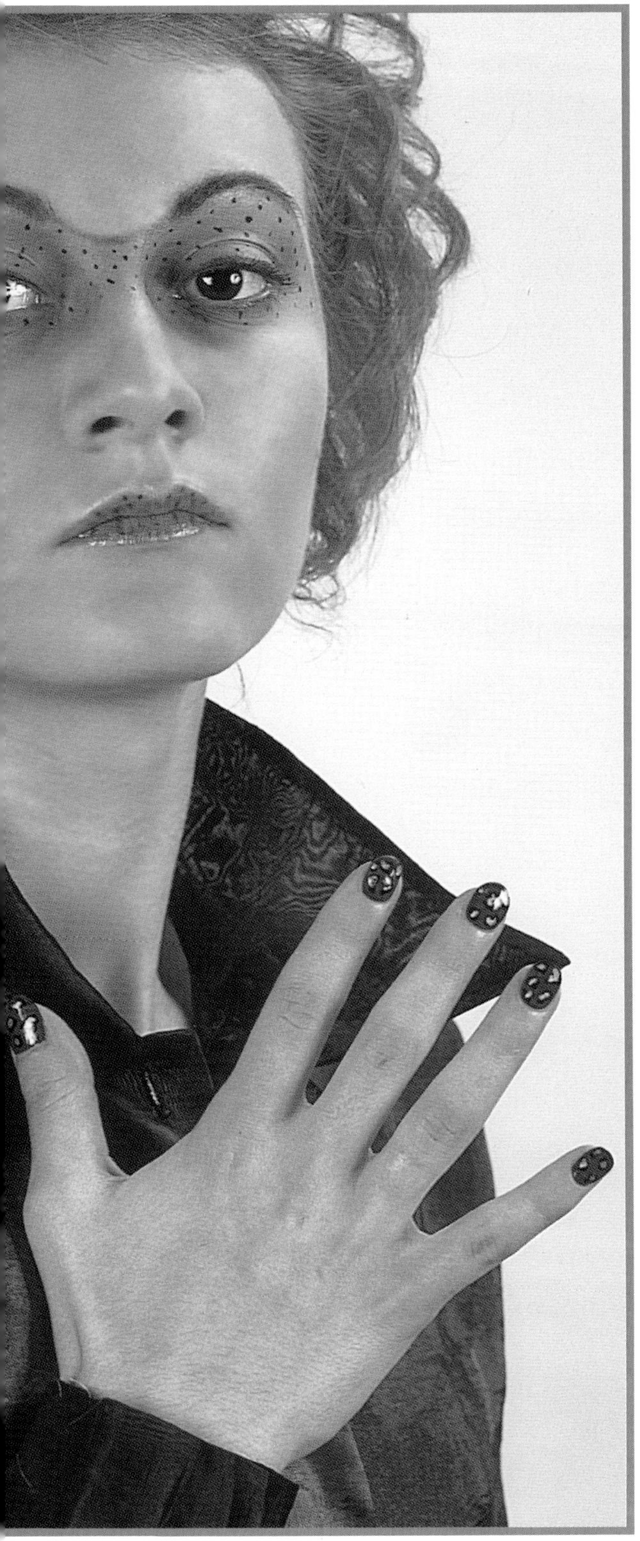

Lackieren Sie die Fingernägel mit Braun. Mit Gold und Schwarz malen Sie die Fellflecken.

Lackieren Sie die Fußnägel mit Silber oder Goldgelb. Lassen Sie den Nagellack gut trocknen.
Mit schwarzem, braunem oder goldenem Lack malen Sie die Leopardenfellflecken auf.

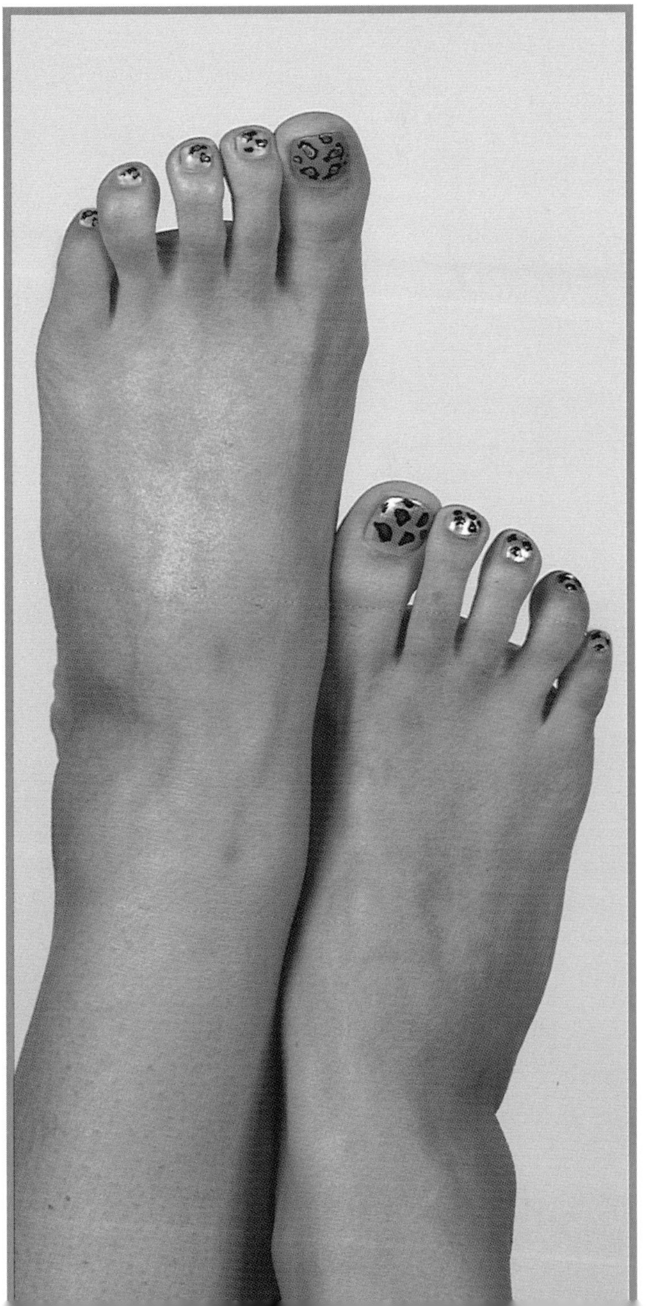

Wölkchen

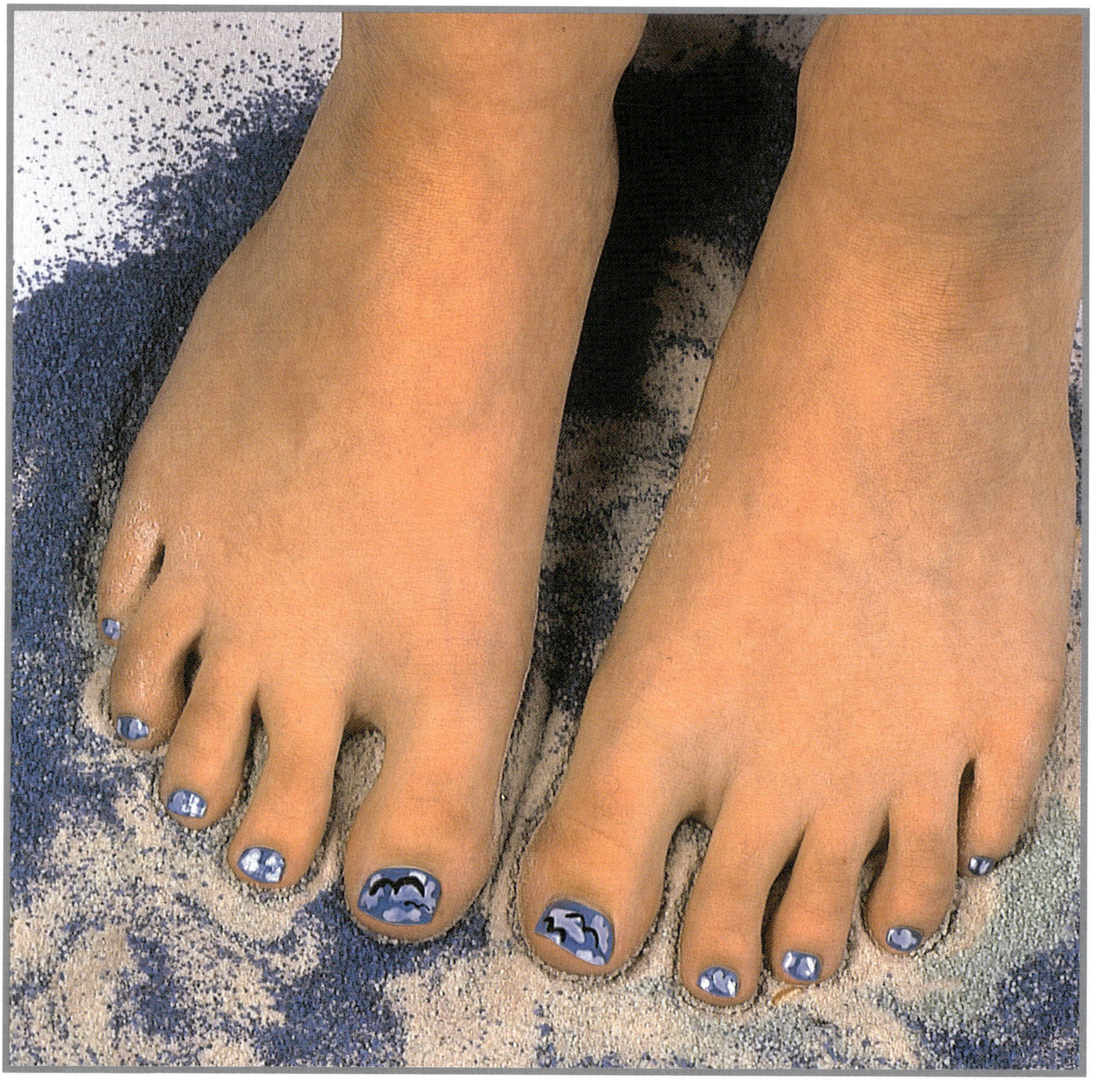

Lackieren Sie Ihre Nägel mit einem dunkelblauen Nagellack. Ist dieser getrocknet, malen Sie mit Hellblau und Weiß kleine Wölkchen auf. Mit einem Zahnstocher tragen Sie die feinen schwarzen Linien für die Vögel auf.

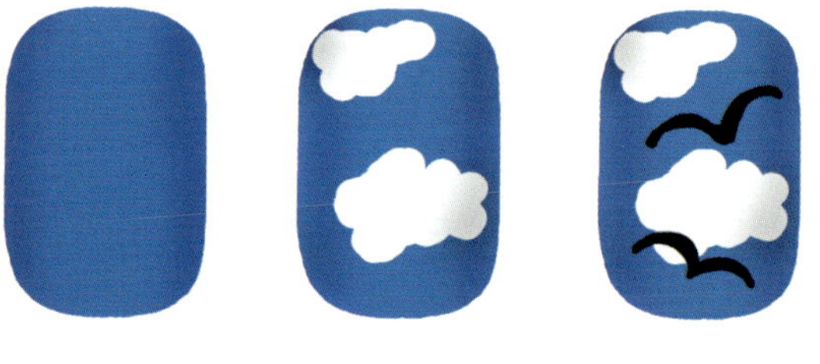

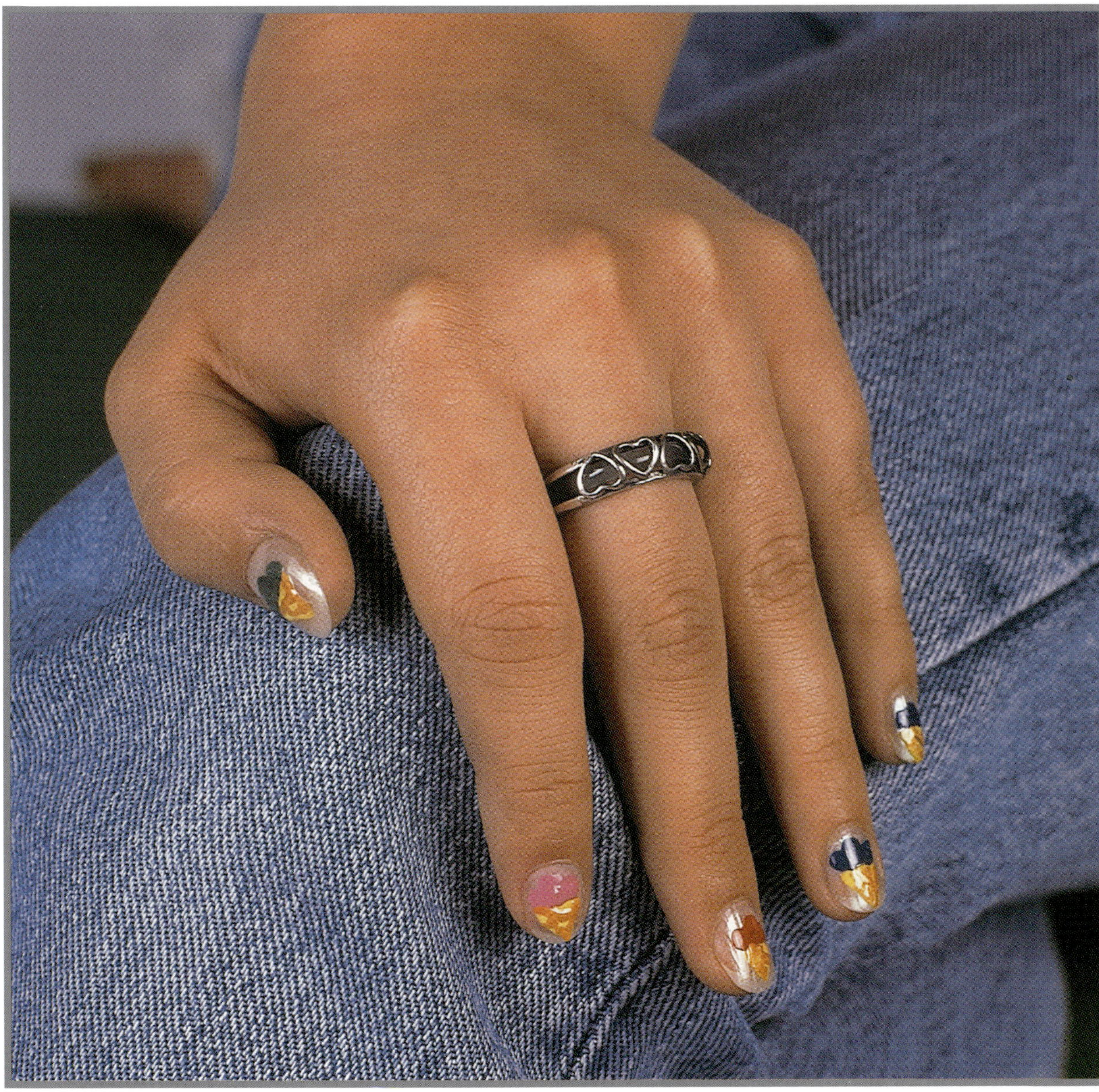

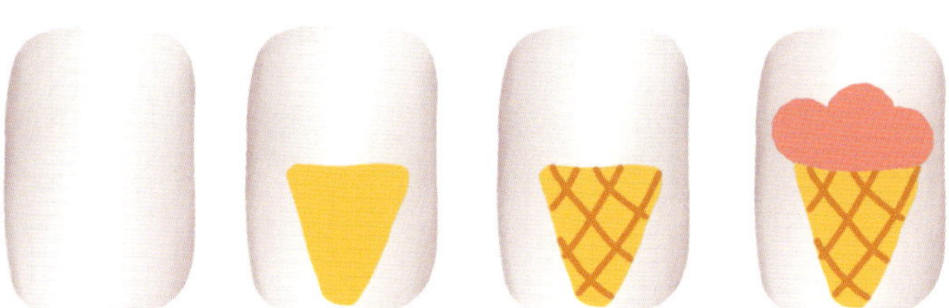

Lackieren Sie Ihre Nägel mit einem hellen Perlmuttlack. Nach dem Trocknen des Lackes malen Sie mit Gelb und Ocker Eistüten und in verschiedenen „poppigen" Farben die Eiskugeln.

Verkehrszeichen

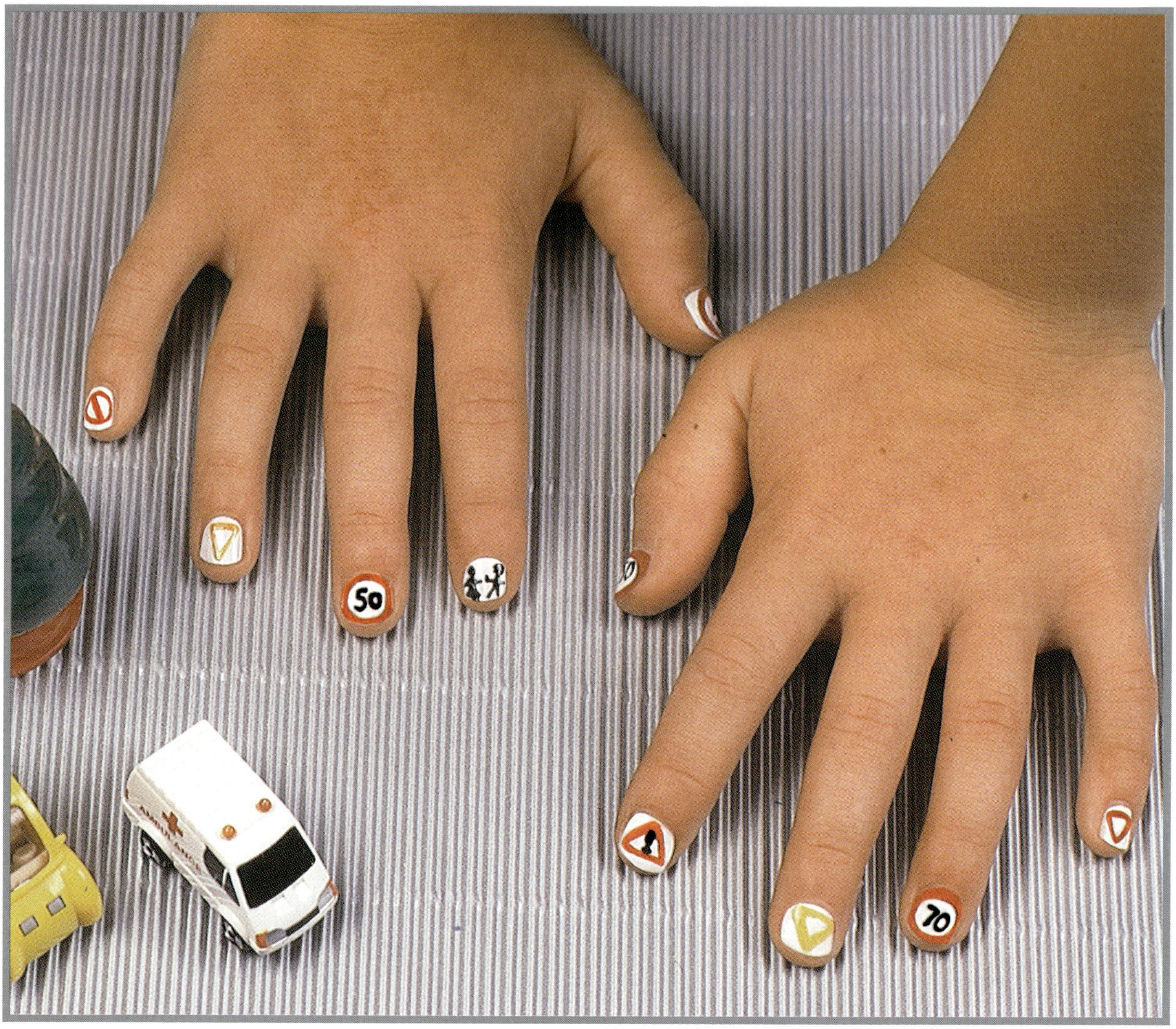

Verkehrszeichen können auch ansprechende Motive für bunte Nägel sein. Die Basisfarbe für die Nägel sollte Weiß sein. Wählen Sie nun die Zeichen aus, die Sie am dekorativsten finden und malen Sie diese nach. Feine Linien ziehen Sie mit einem in Nagellack getauchten Zahnstocher.

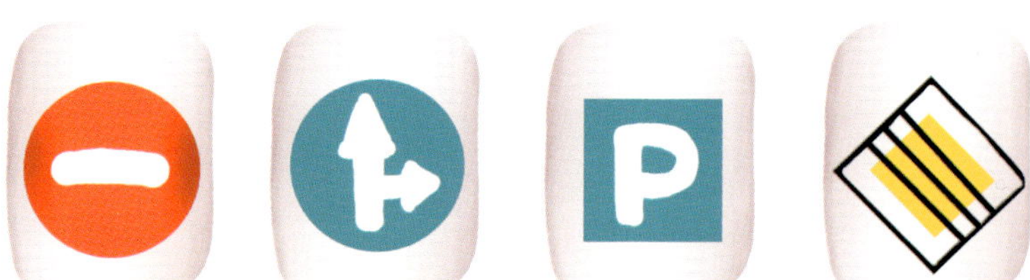

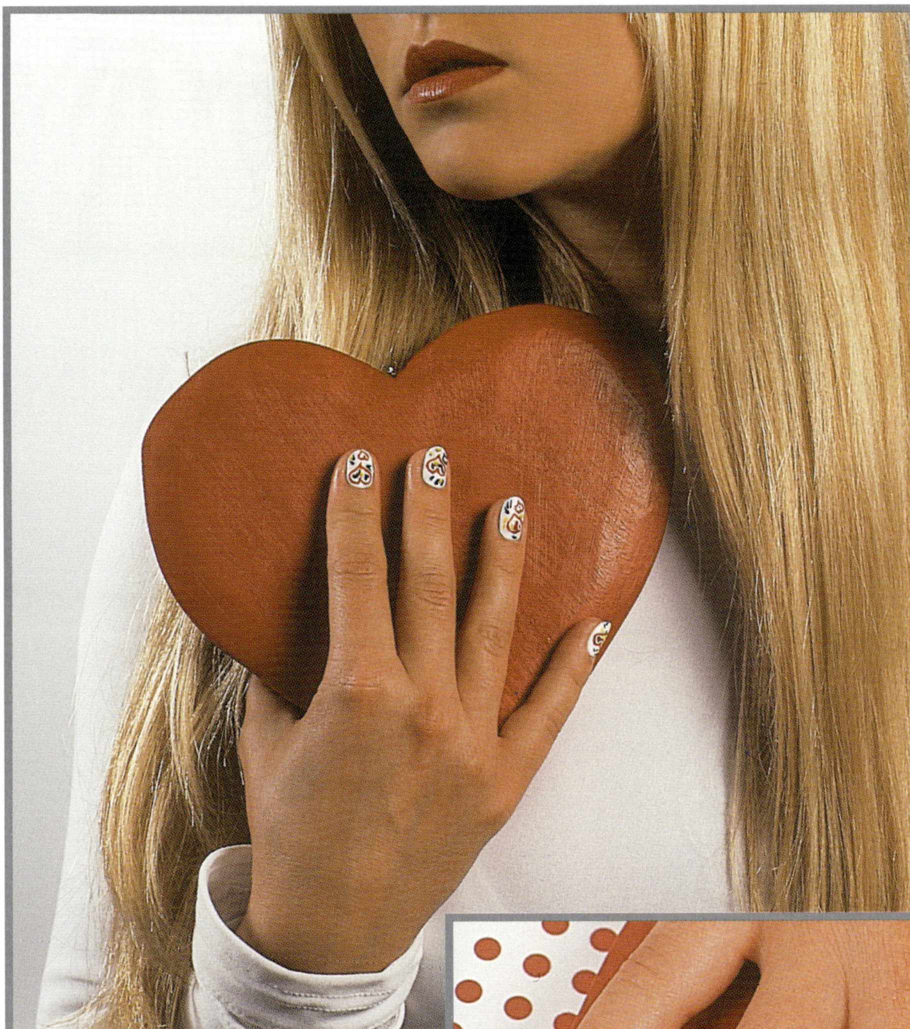

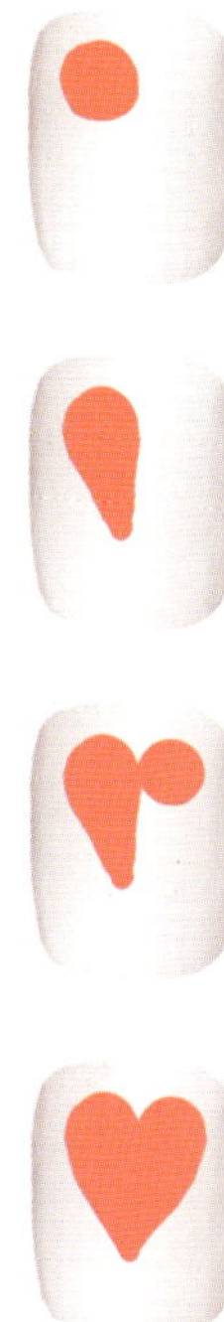

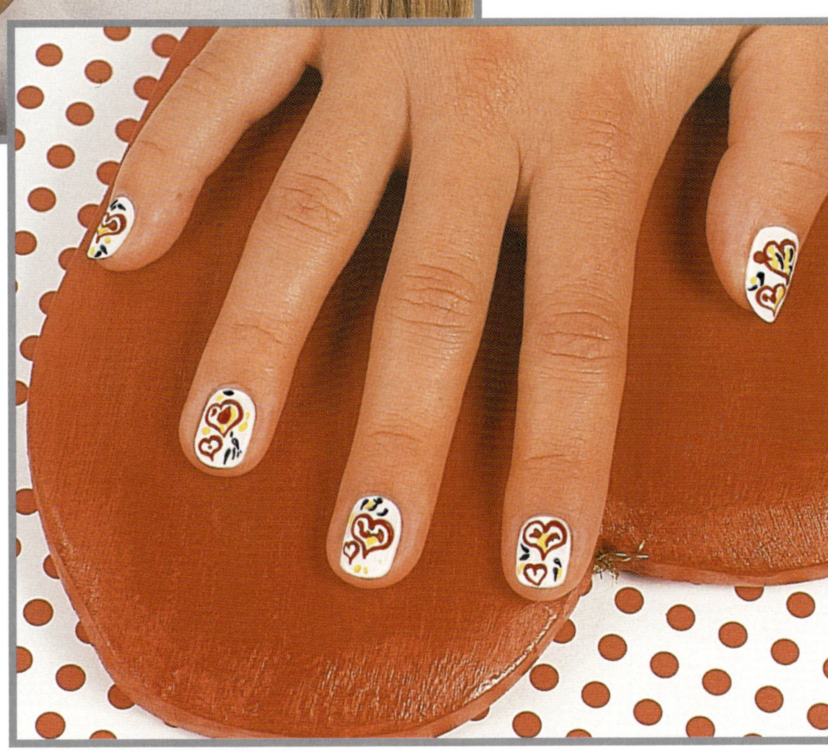

Das Nagel-Design für Verliebte! Lackieren Sie Ihre Nägel mit weißem Lack. Malen Sie dünne rote Herzkonturen, setzen Sie gelbe und rote Linien in das Herzinnere und verzieren Sie den Nagel zusätzlich mit feinen schwarzen Strichen. Am besten nehmen Sie für das Ziehen der sehr feinen Linien einen Zahnstocher. Schön sieht es auch aus, wenn Sie volle, rote Herzen malen.

Sonnenuntergang

Lackieren Sie die Nägel mit einem zarten Perlmuttorange. Lassen Sie den Lack gut trocknen. Malen Sie einen dicken pinkfarbenen Punkt für die untergehende Sonne. Mit einem feinen Pinsel oder dem Zahnstocher malen Sie die Palmen in Schwarz .

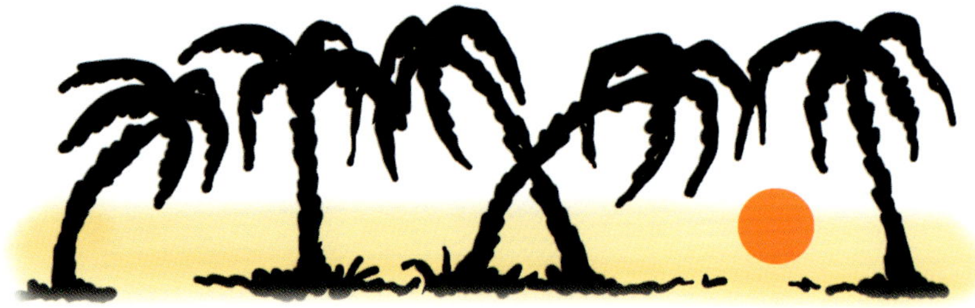

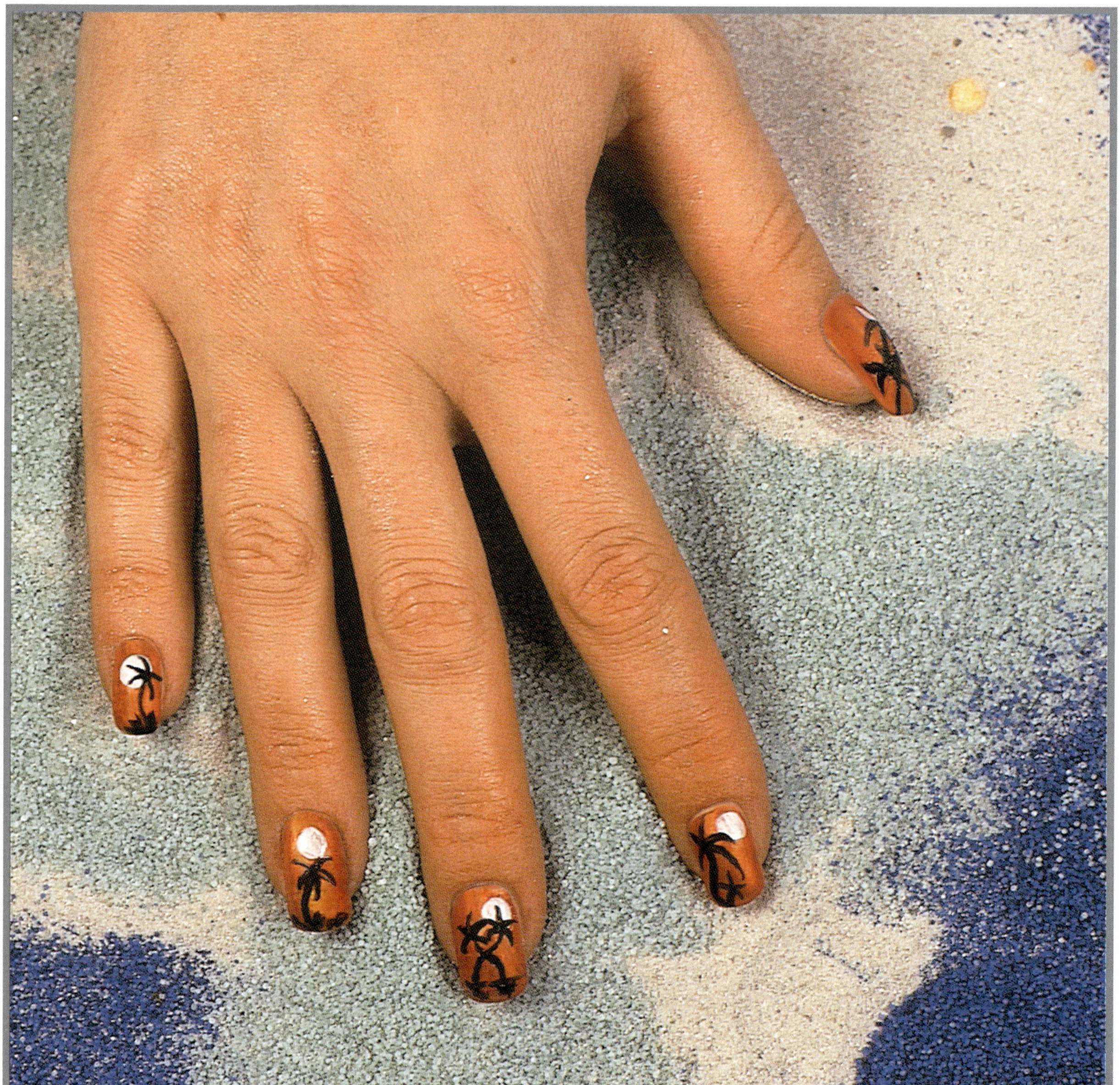

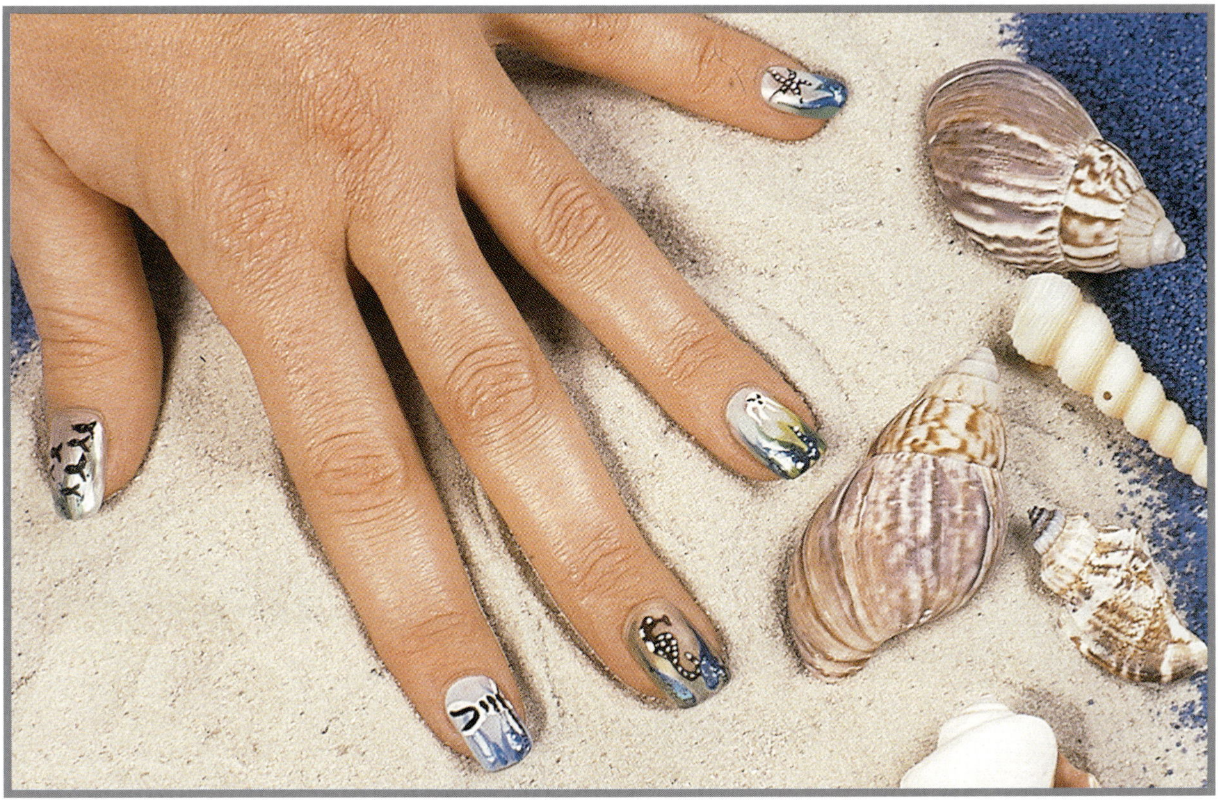

Lackieren Sie Ihre Nägel in unterschiedlichen zarten Perlmuttfarben. Mit dunkleren Perlmuttfarben malen Sie Unterwasserlandschaften und Fische auf die Nägel. Dieses Design ist etwas schwierig und nicht für Anfänger geeignet.

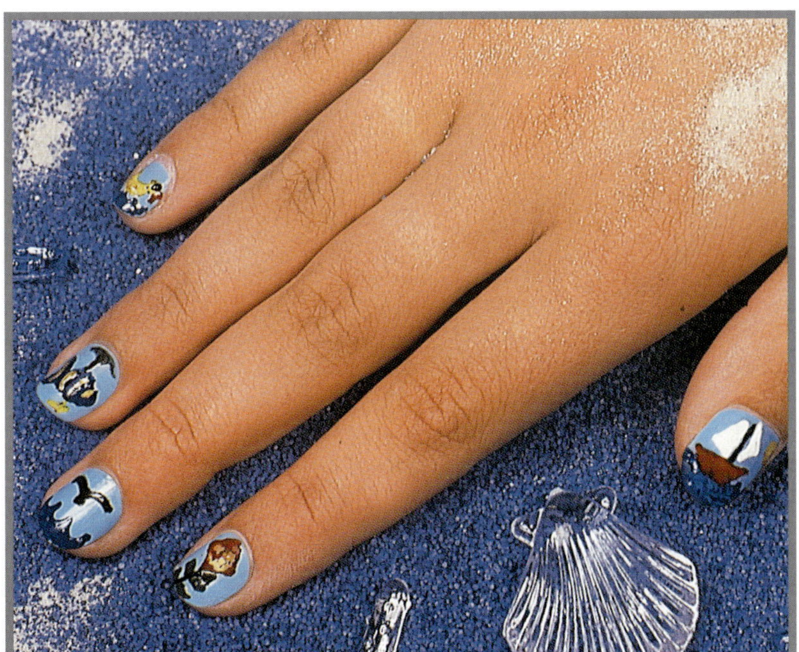

Wählen Sie ein sattes Hellblau als Basislack für Ihre Nägel. Mit verschiedenen klaren Farben malen Sie nun Urlaubsmotive wie Schiffchen, Fische und Möwen auf ihre Nägel.

Sommertraum

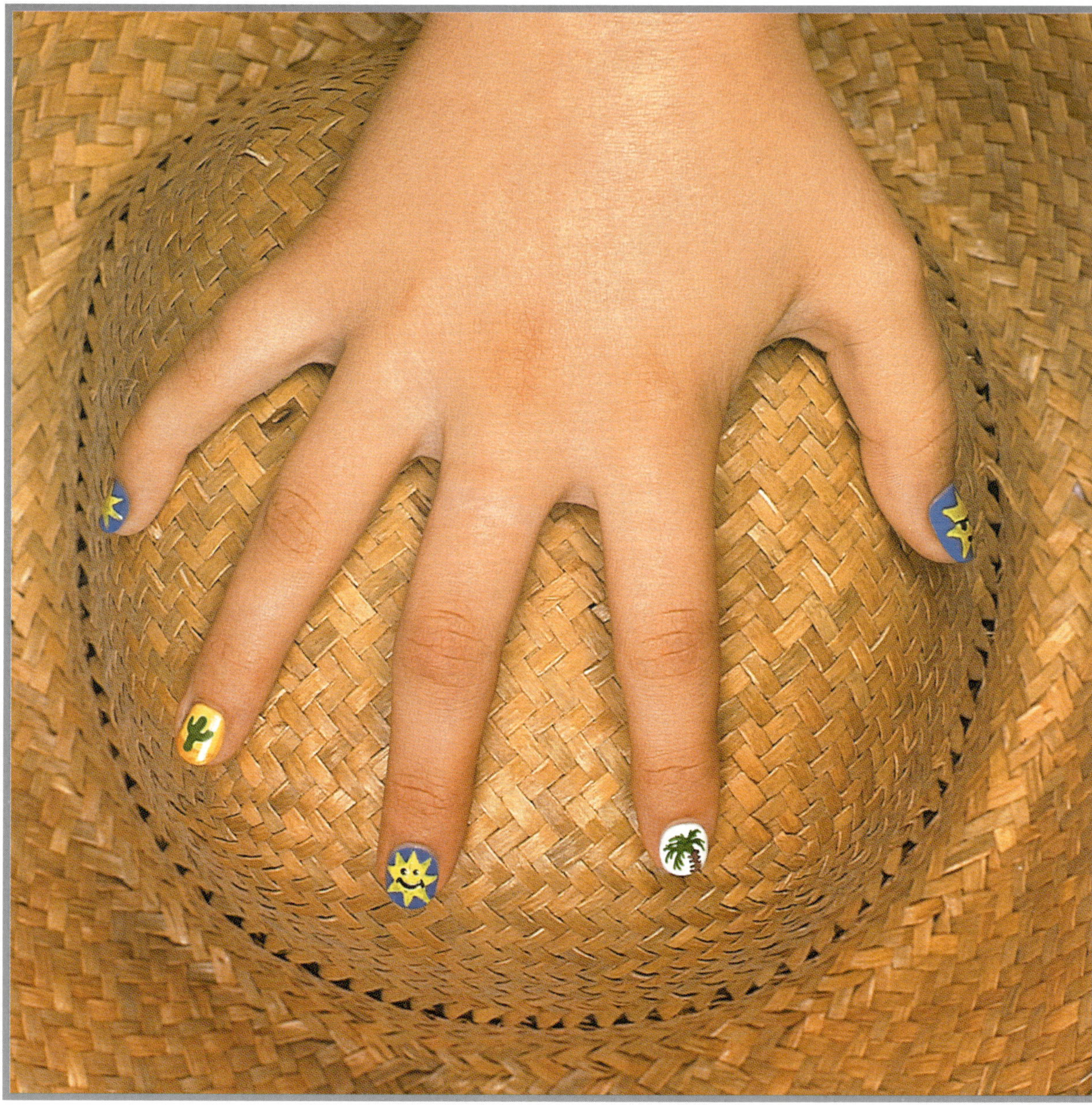

Lackieren Sie Ihre Nägel in verschiedenen Basisfarben. Nach dem Trocknen bemalen Sie die Nägel in kontrastierenden Farben mit Sonnen, Palmen, Kakteen oder anderen sommerlichen Motiven.

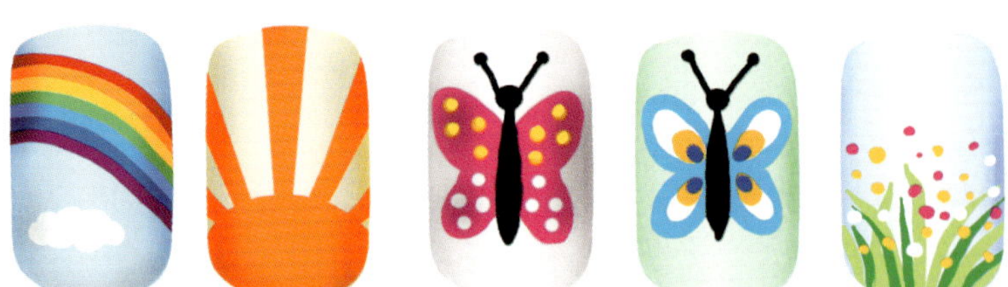

Lackieren Sie Ihre Nägel in Olivgrün und lassen Sie den Lack gut trocknen. Mit Gelb malen Sie die Blütenblätter. In deren Mitten setzen Sie braune Punkte.

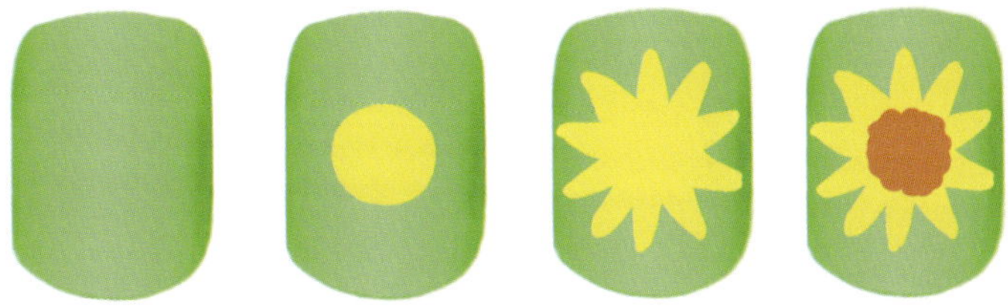

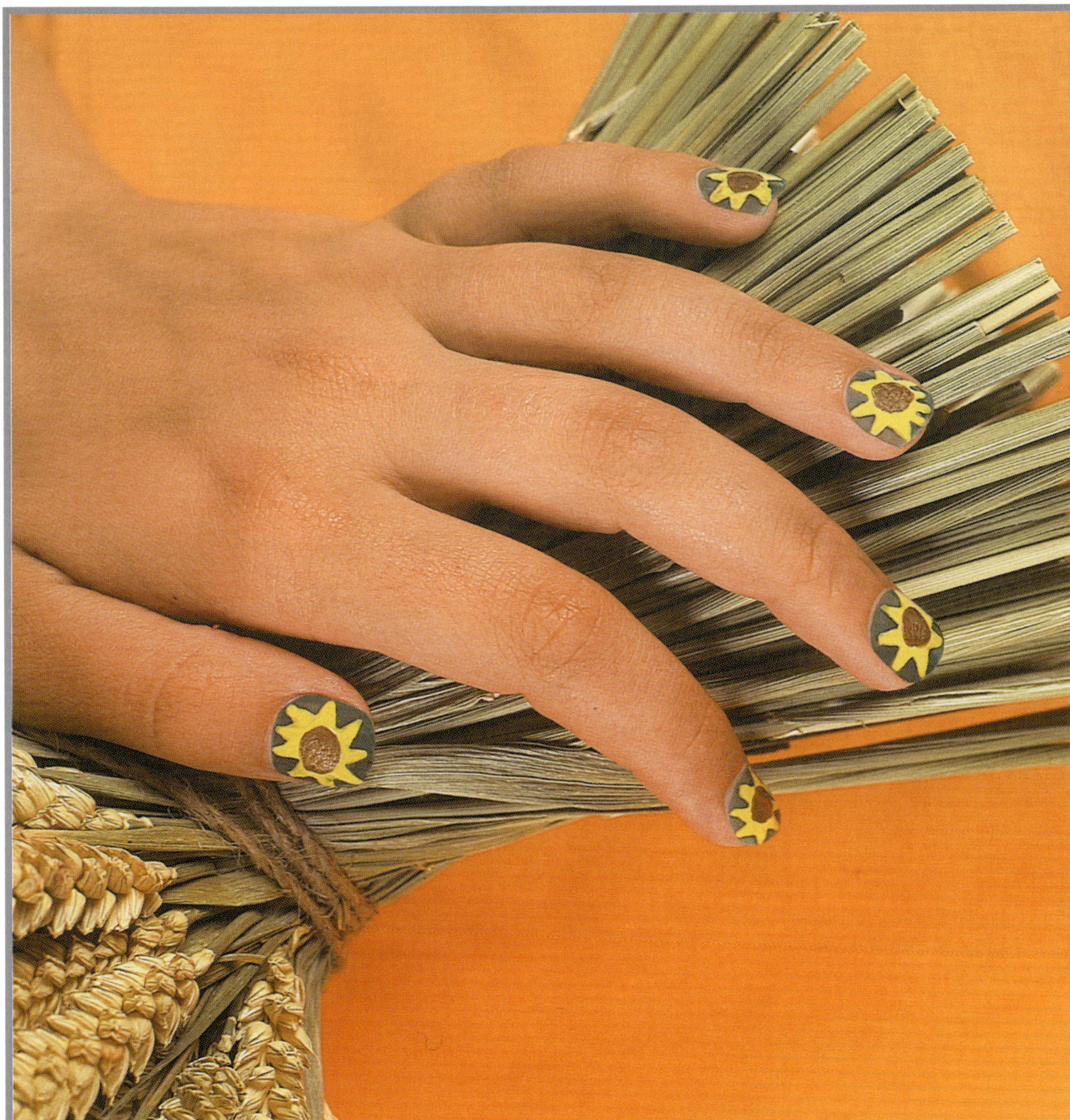

Musik liegt in der Luft

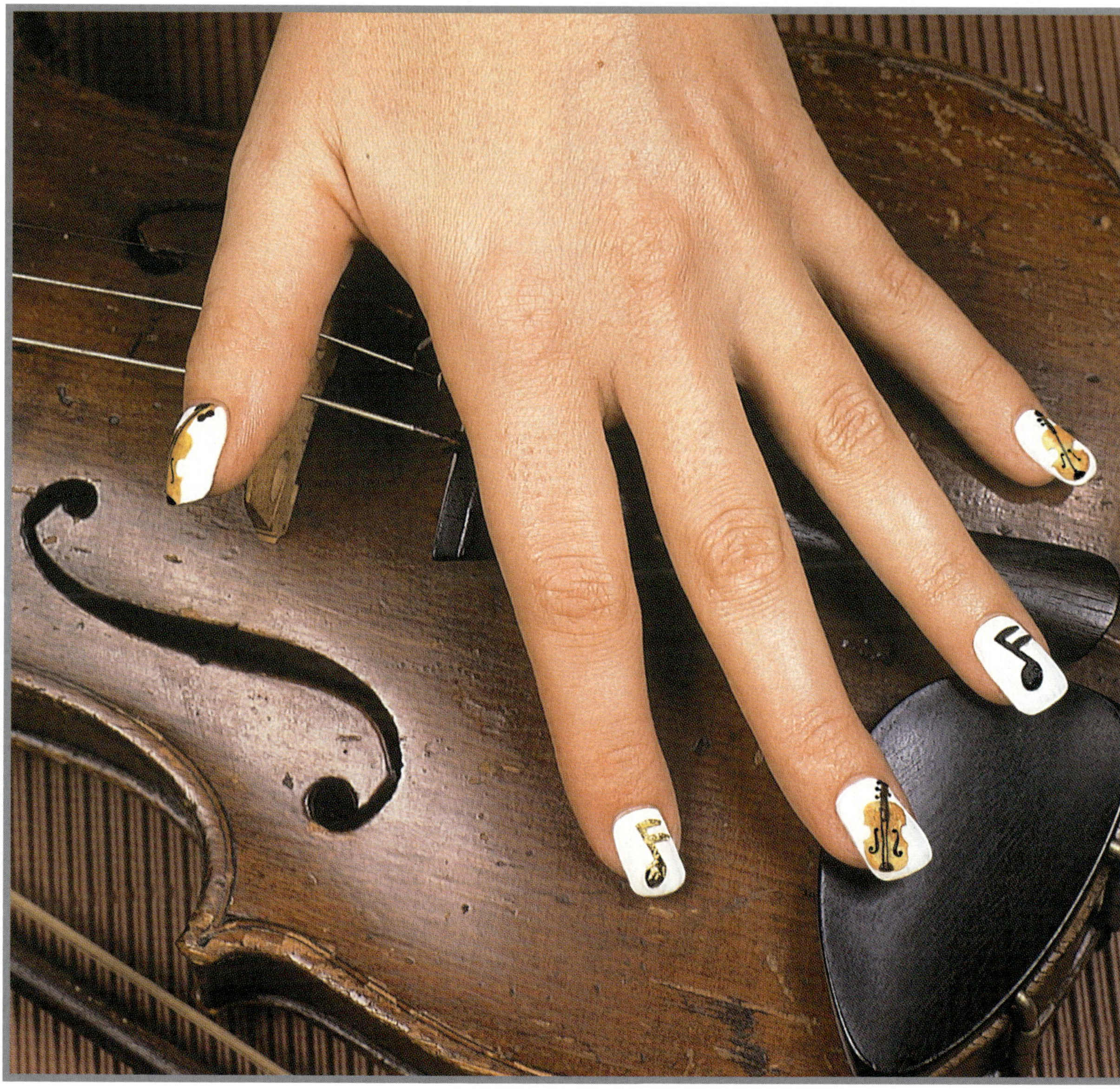

Die Nägel werden in Weiß lackiert. Mit Schwarz-, Braun- und Goldtönen werden Noten und Instrumente – hier eine Geige – aufgemalt.

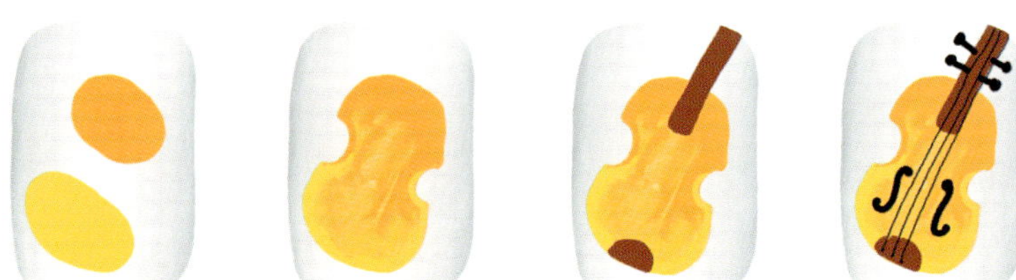

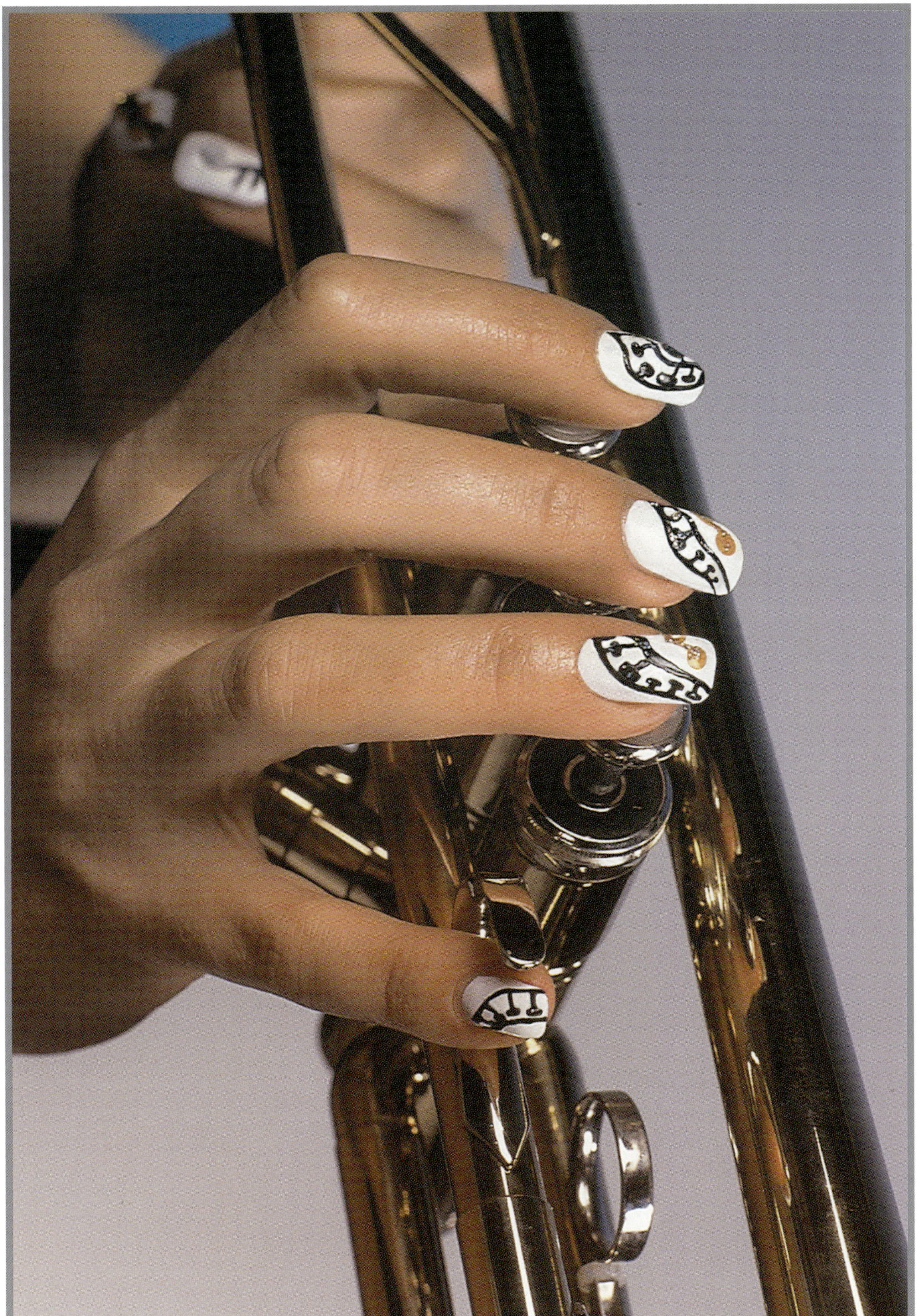

Ananas

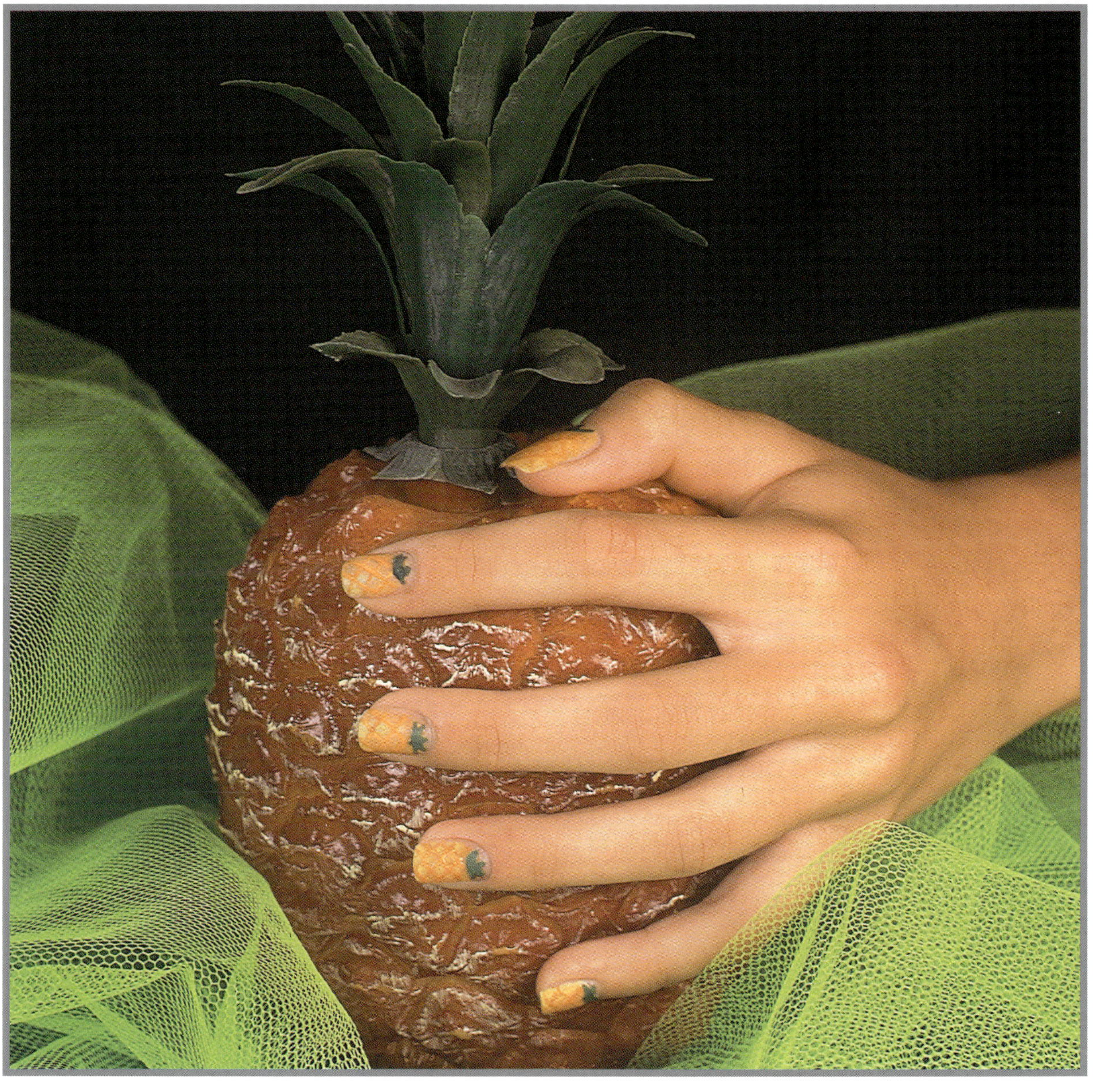

Lackieren Sie Ihre Nägel in einem hellen Orange. Nach dem Trocknen bemalen Sie die untere Mitte des Nagels mit Ananasblättern. Mit feinen Linien in einem kräftigen Orange – am besten mit dem Zahnstocher aufgetragen – geben Sie der Frucht die Struktur.

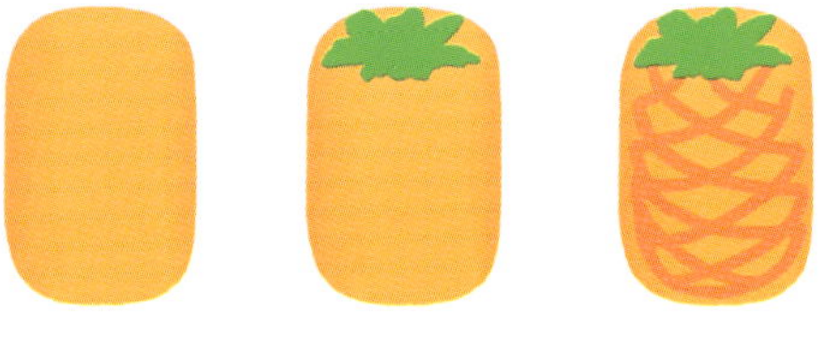

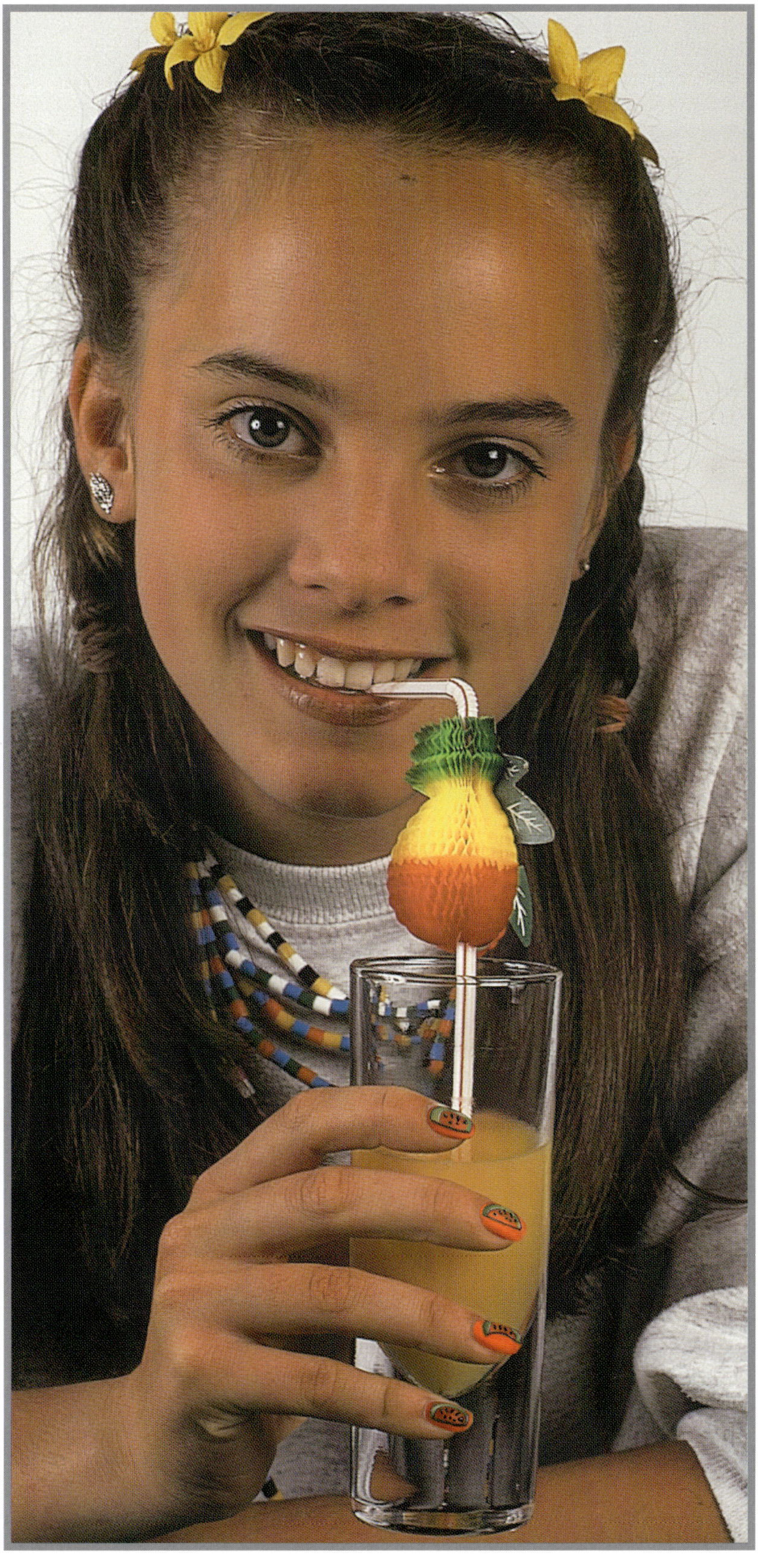

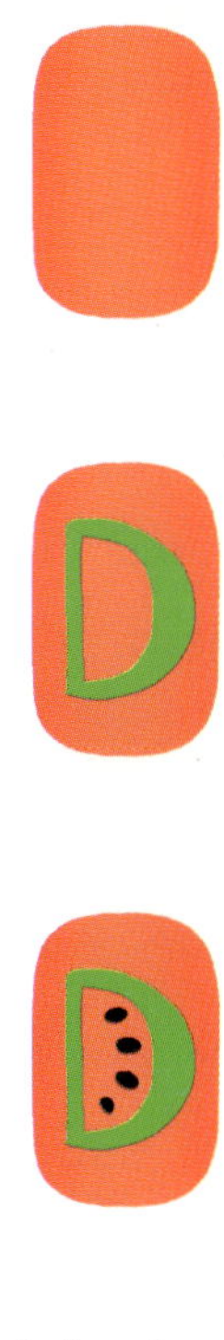

Empfinden Sie eine Scheibe einer Wassermelone nach. Lackieren Sie Ihre Nägel in einem frischen Rotton; malen Sie mit Grün die Kontur der Scheibe und mit Schwarz die Kerne.

Erdbeeren

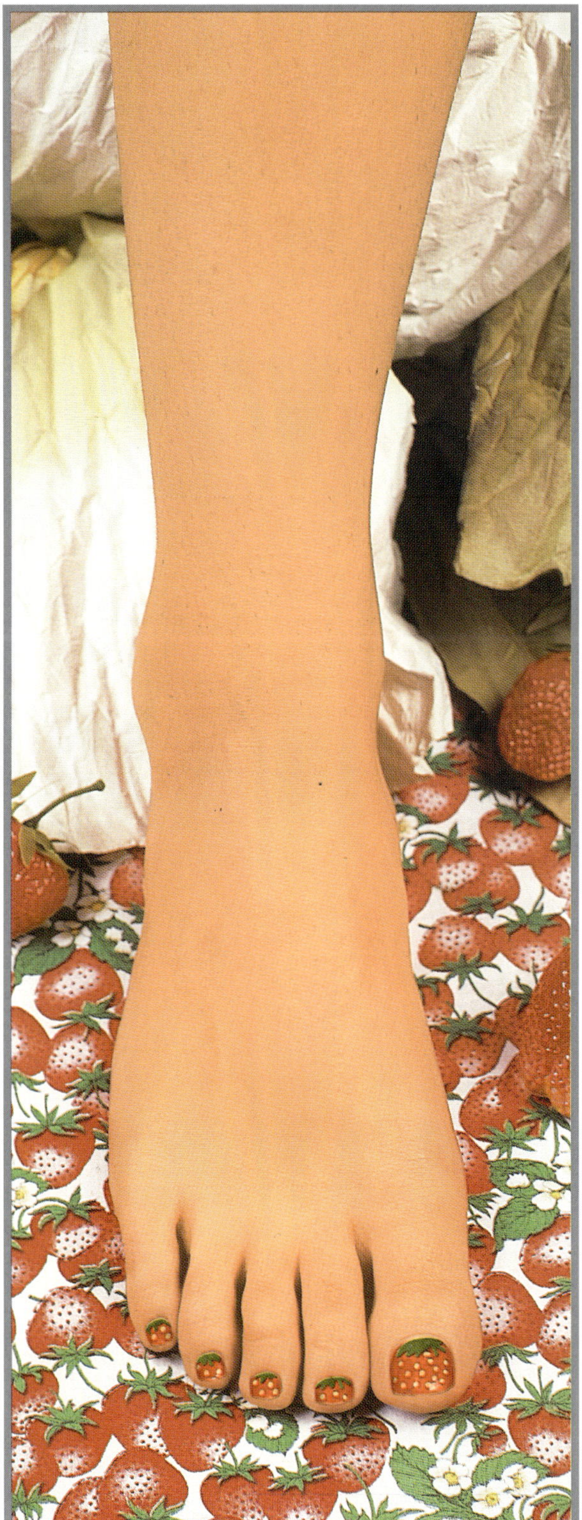

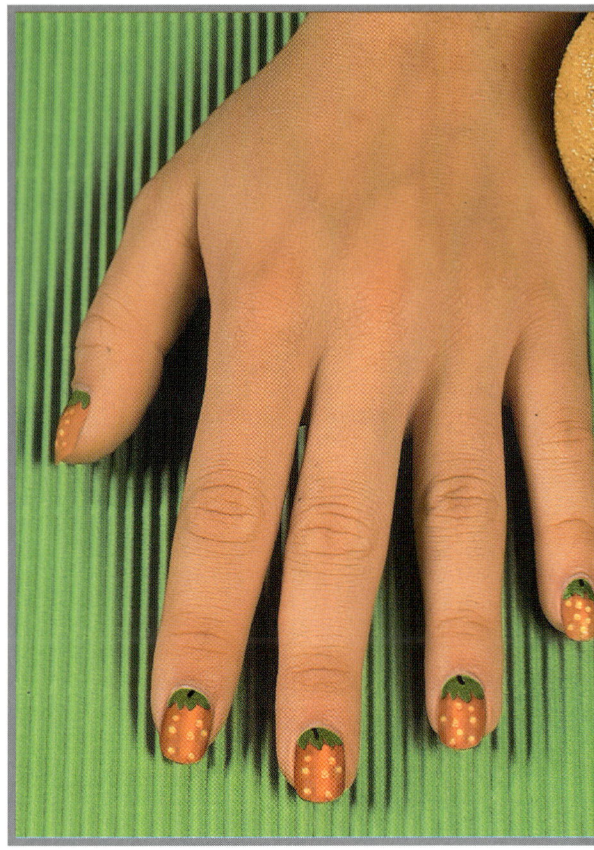

Erdbeeren sind ein Motiv, das sich für Finger- und für Fußnägel hervorragend eignet. Für die Fußnägel wurde hier als Basislack ein kräftiges Rot gewählt. Nach dem Trocknen wurde auf den unteren Teil des Nagels das Erdbeergrün aufgemalt, mit Gelb wurden winzige Pünktchen auf die Erdbeere gesetzt.
Die Fingernägel wurden mit einem Perlmuttrot ausgemalt; das Erdbeergrün wurde mit einem pastellgrünen Lack auf das Untere des Nagels aufgemalt.

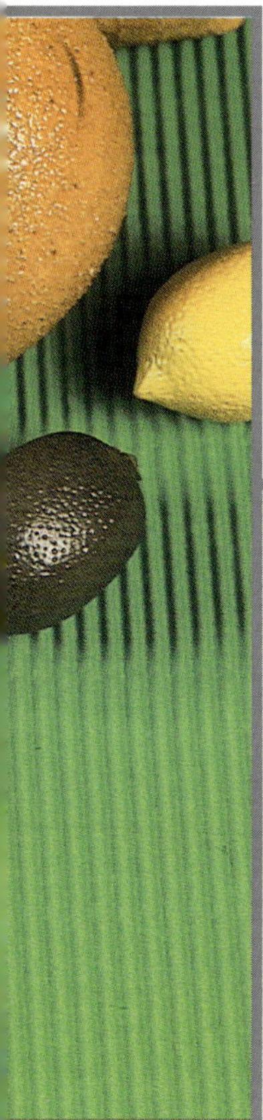

Mit einem sehr kräftigen Rot und einem satten Grün zaubern Sie blitzschnell fröhliche Tomatennägel. Ein Motiv, das besonders zu kürzeren Fingernägeln oder zu Fußnägeln passt. Sehr hübsch und leicht zu malen sind auch Karotten, die sich besonders für längere Nägel eignen.

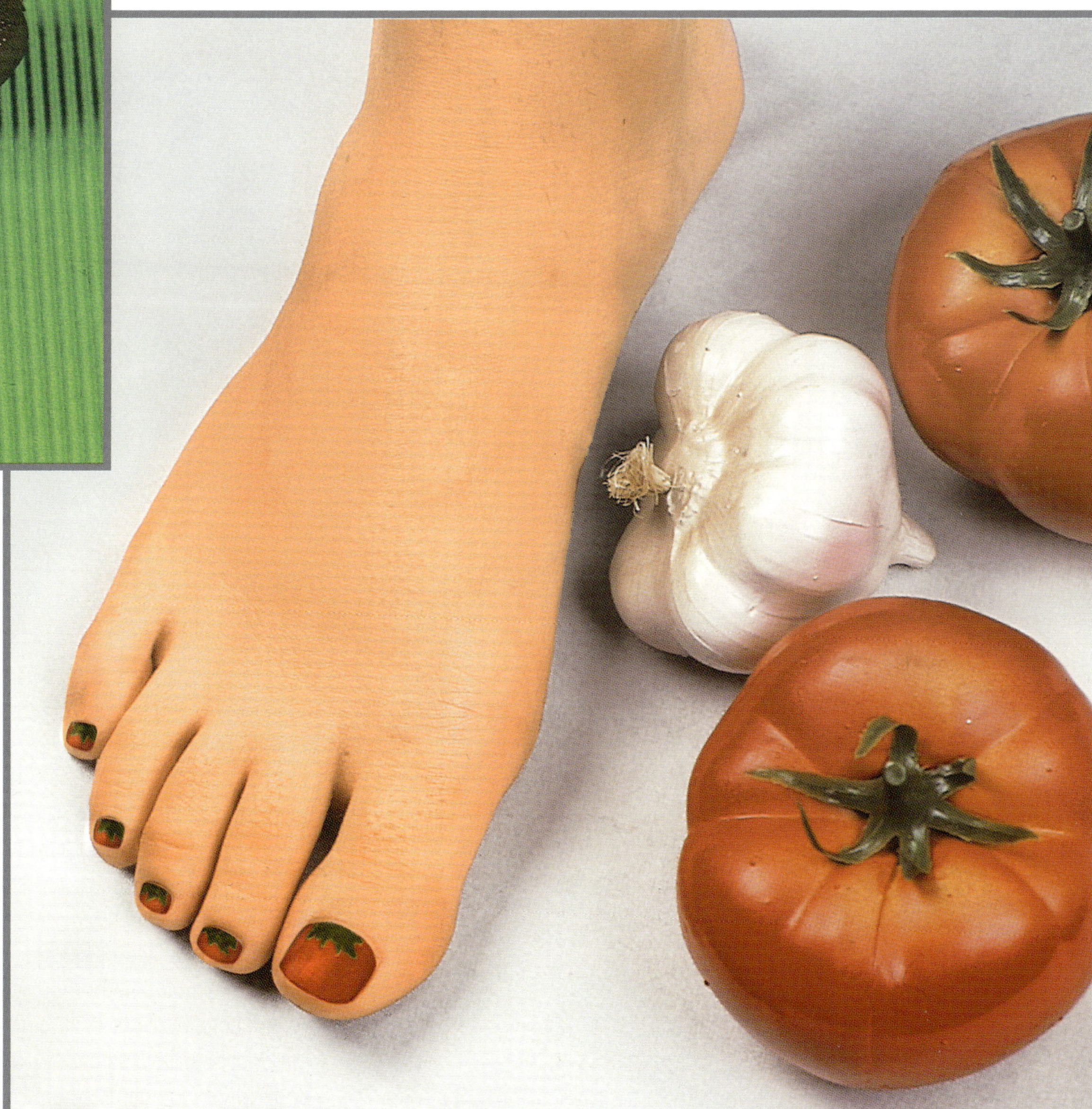

Bewohnter Apfel

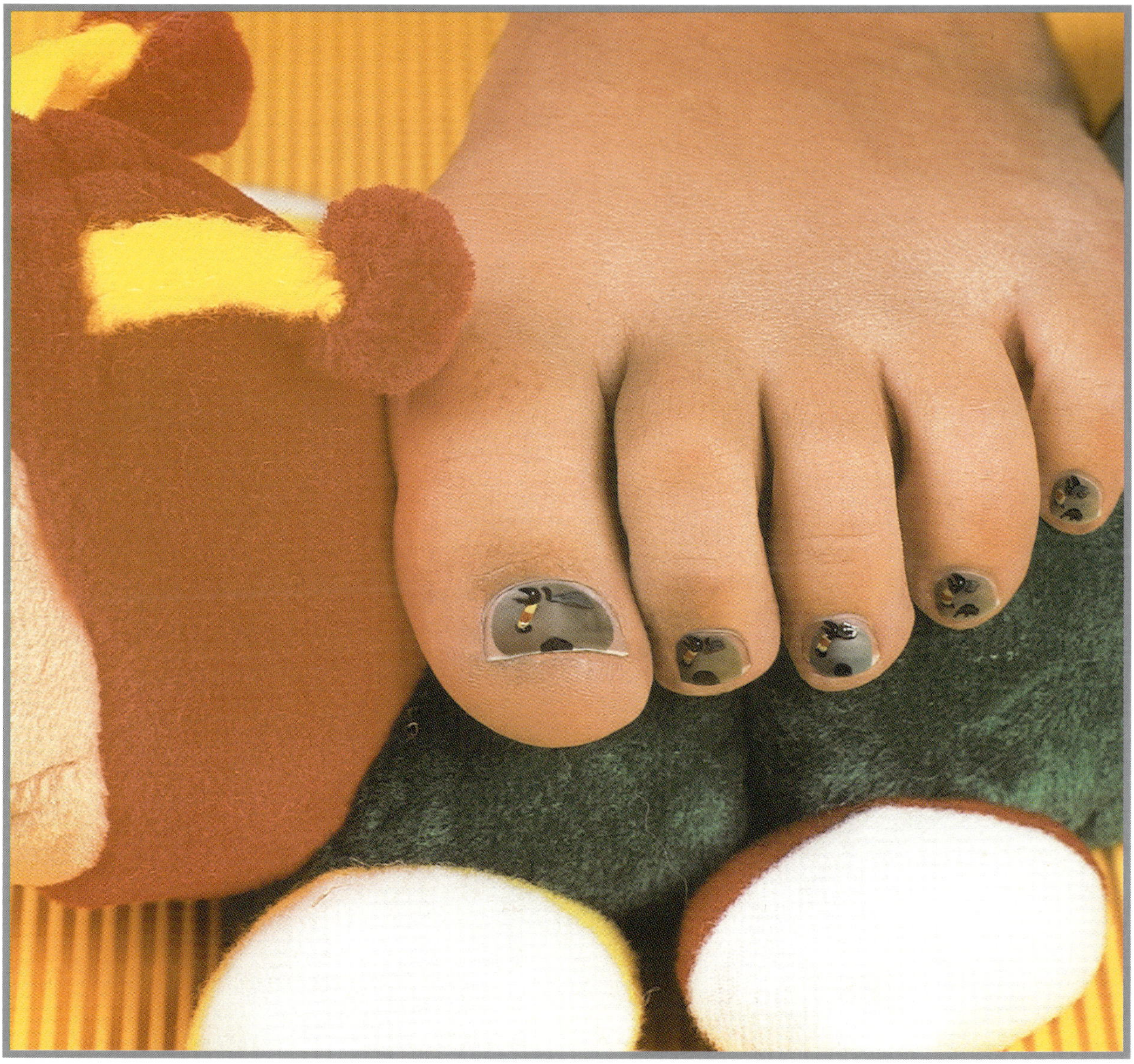

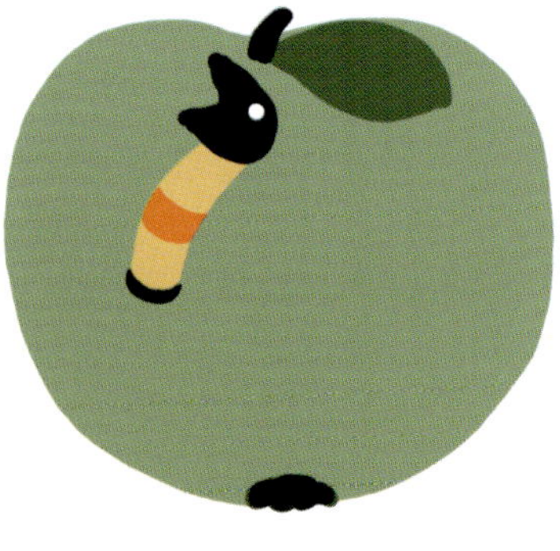

Die Fußnägel wurden hier mit Perlmuttgrün ausgemalt. Nach dem Trocknen werden die Blätter in einem dunkleren Grünton aufgemalt. Mit Schwarz, Gelb, Orange und Weiß malen Sie den kleinen Wurm.

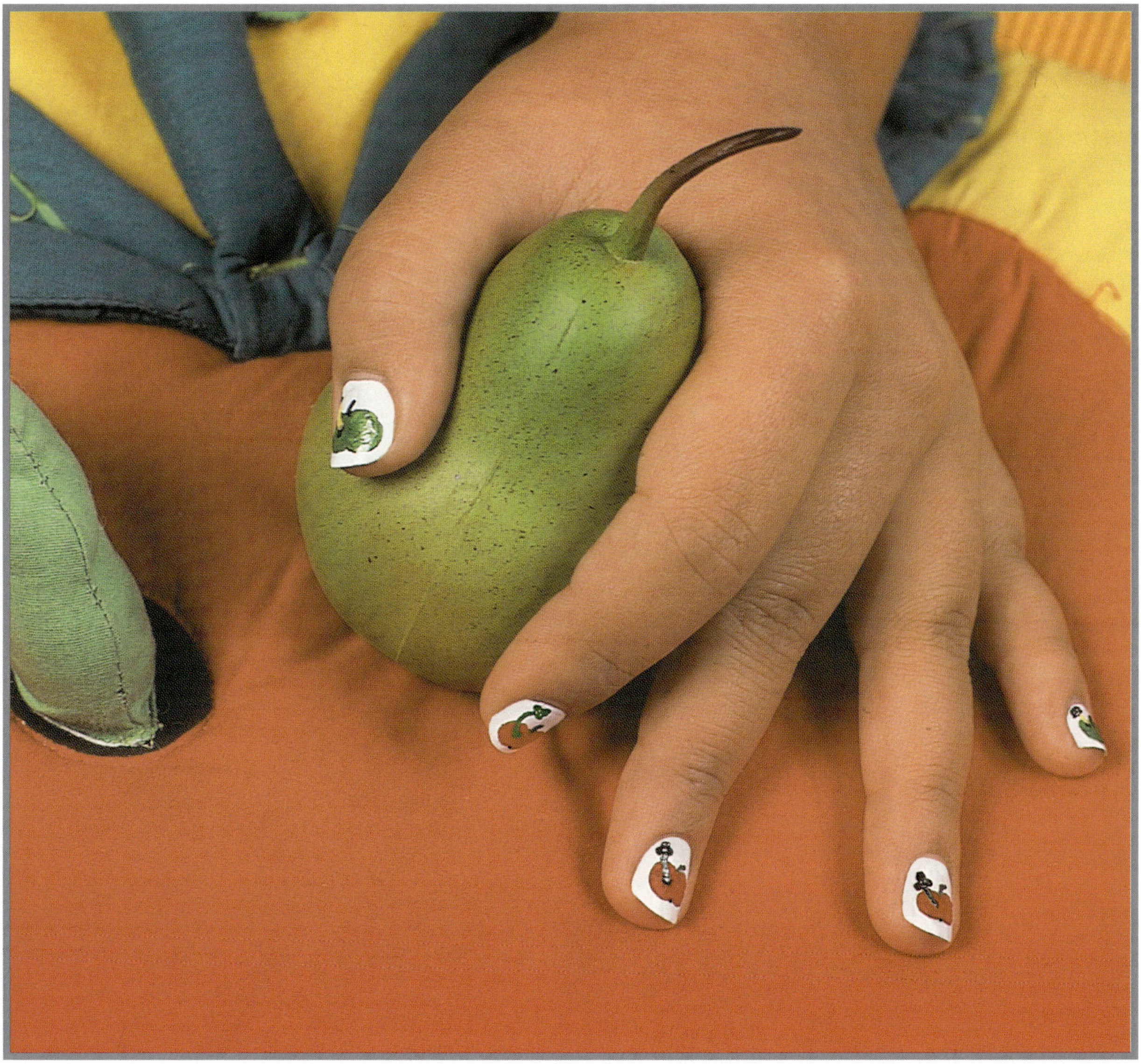

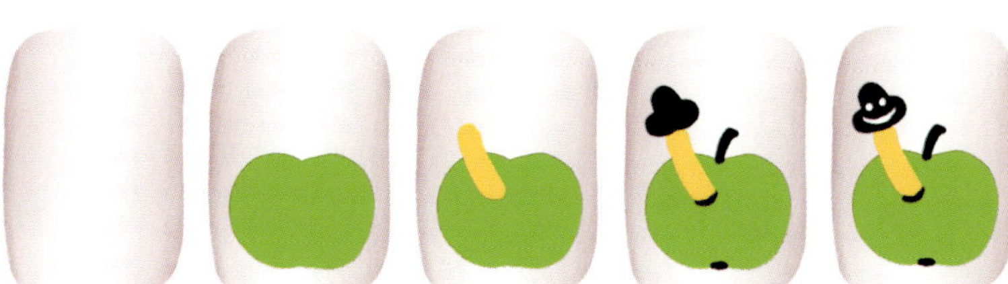

Ein frecher Wurm wohnt in dem Äpfelchen, das hier die Nägel schmückt. Als Basislack wurde Weiß gewählt. Die Äpfelchen werden in Grün oder Rot aufgemalt. Mit Weiß, Schwarz und Gelb wird der kleine Wurm gemalt. Hierfür benötigt man einen sehr feinen Pinsel oder einen Zahnstocher.

Tutti Frutti

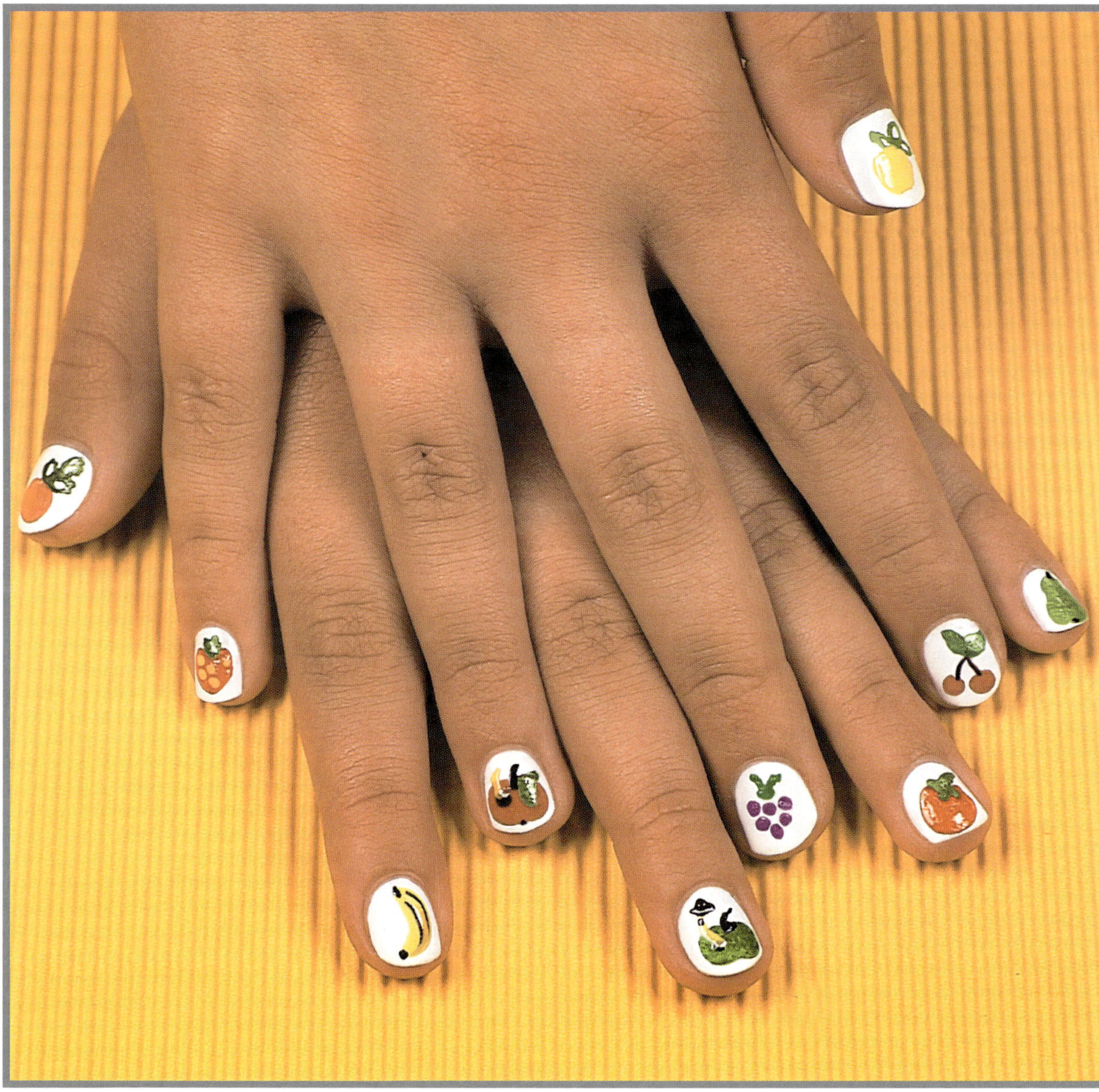

Bei diesen Nägeln kommt gute Laune auf. Lackieren Sie Ihre Nägel mit einem satten Weiß und lassen Sie den Lack gut trocknen. Bemalen Sie nun die einzelnen Finger- und Fußnägel mit verschiedenen Früchten.

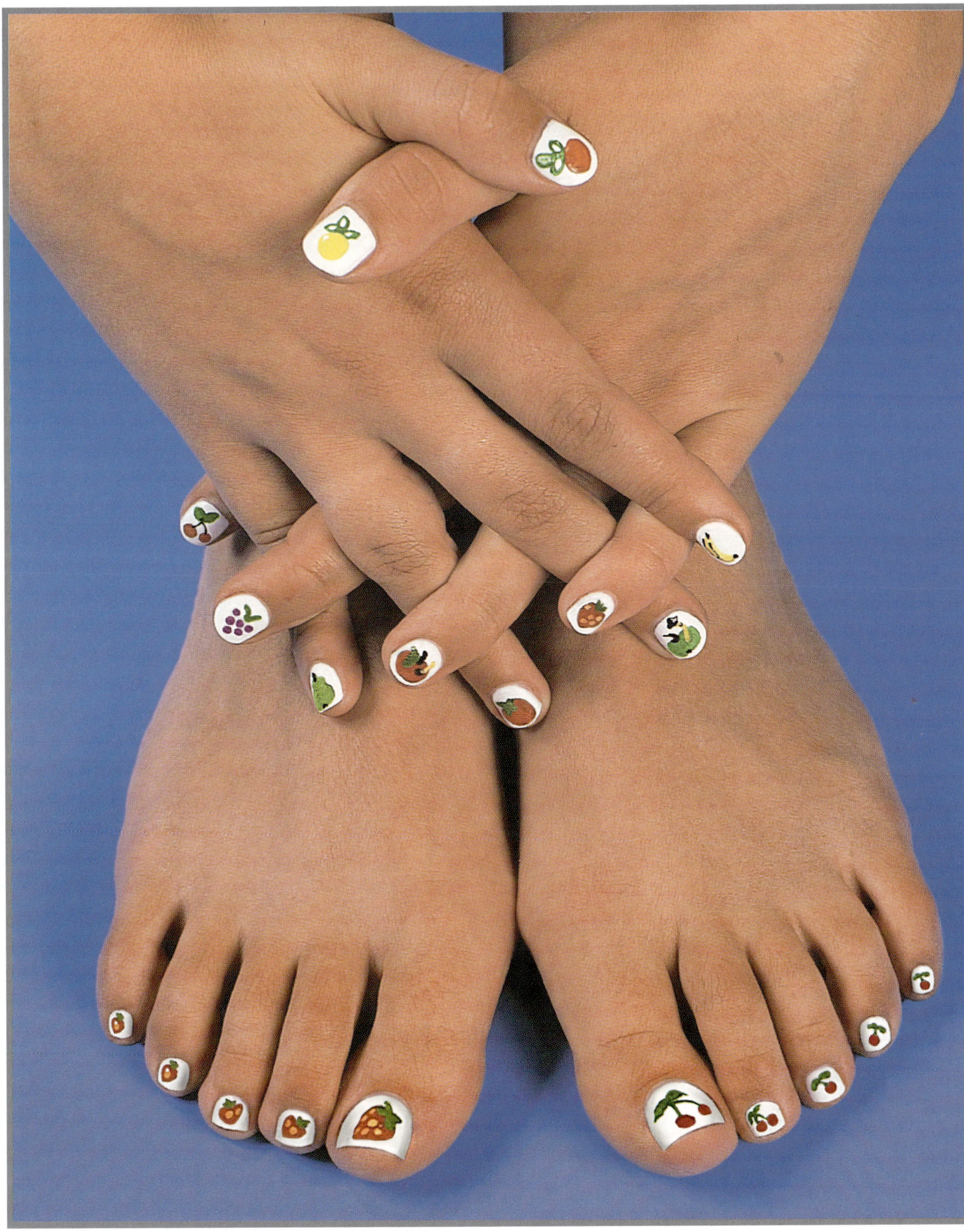

Trauben

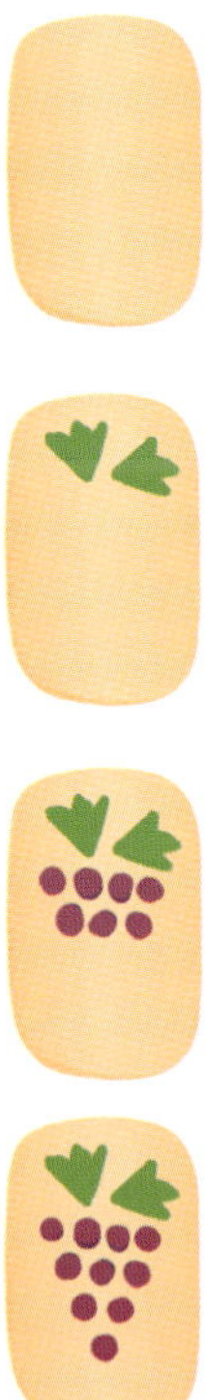

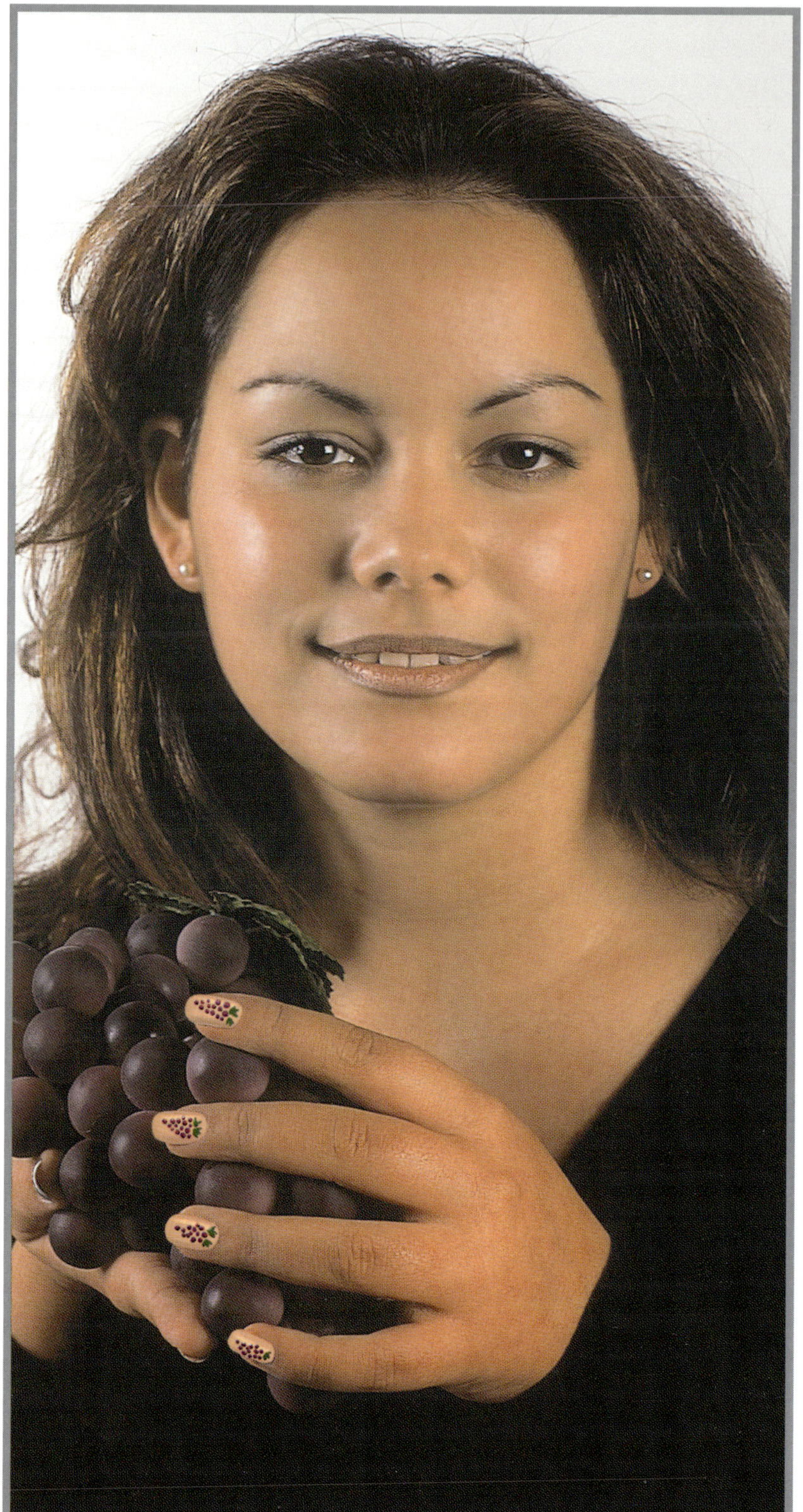

Lackieren Sie Ihre Nägel mit Klarlack oder in einem zarten Rosé- oder Hautton. Setzen Sie nach dem Trocknen mehrere sich nach unten verjüngende Pünktchenreihen in Violett oder Dunkelrot untereinander. Mit einem kräftigen Grün malen Sie die Rebenblätter.

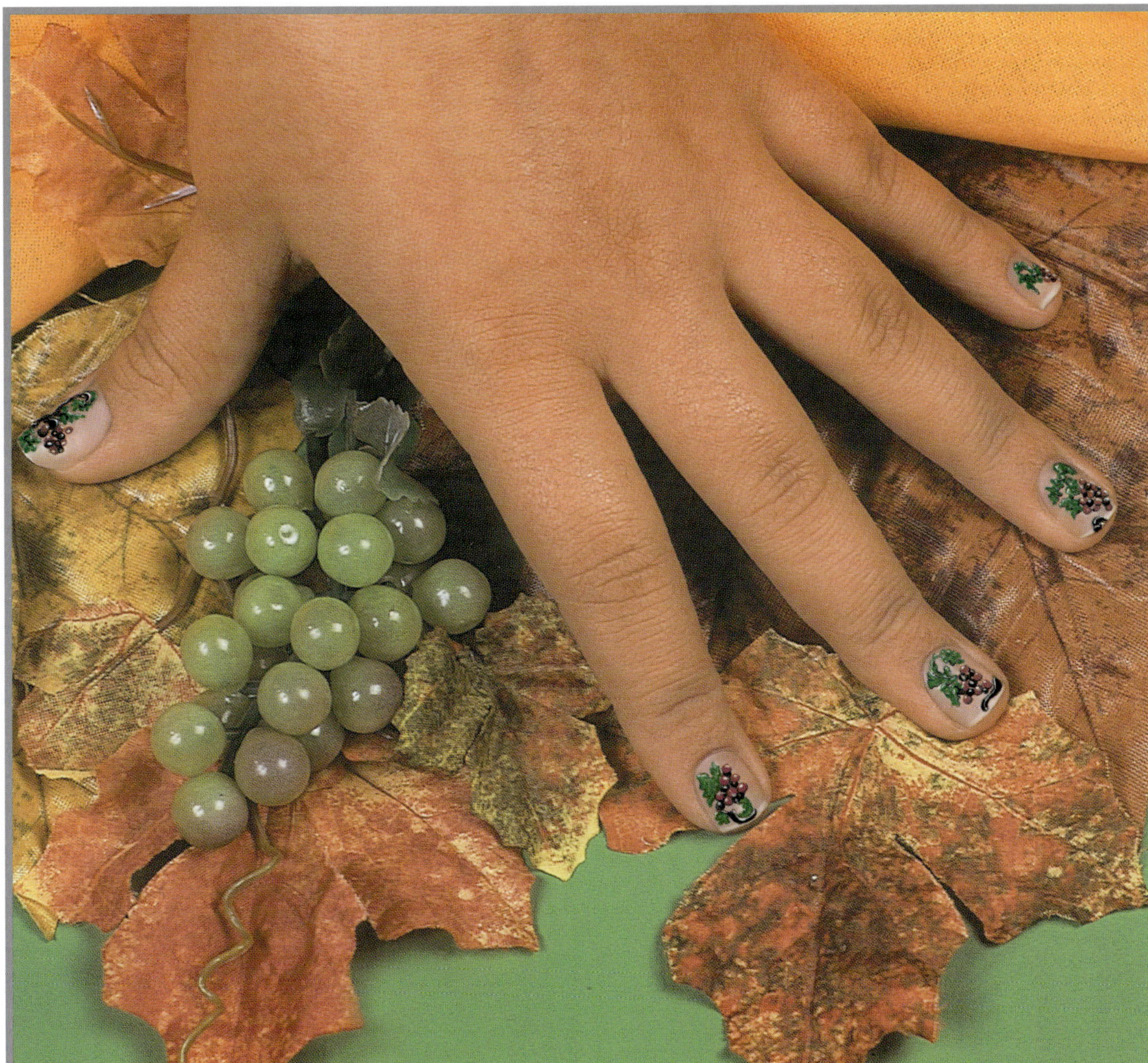

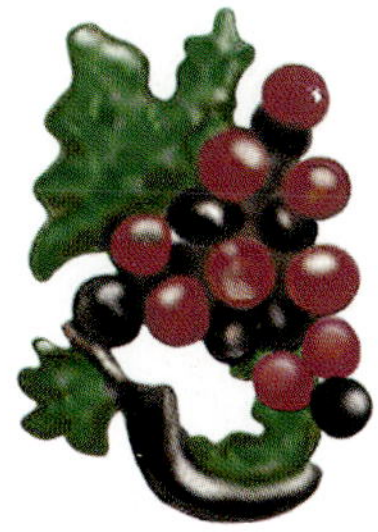

Lackieren Sie Ihre Nägel mit Klarlack oder in einem zarten Roséton. Mit Grün, Schwarz und Dunkelrot malen Sie Weinreben mit winzigen Trauben. Dieses Motiv ist etwas schwierig und nur für Fortgeschrittene zu empfehlen. Besonders feine Linien werden mit dem Zahnstocher aufgetragen.

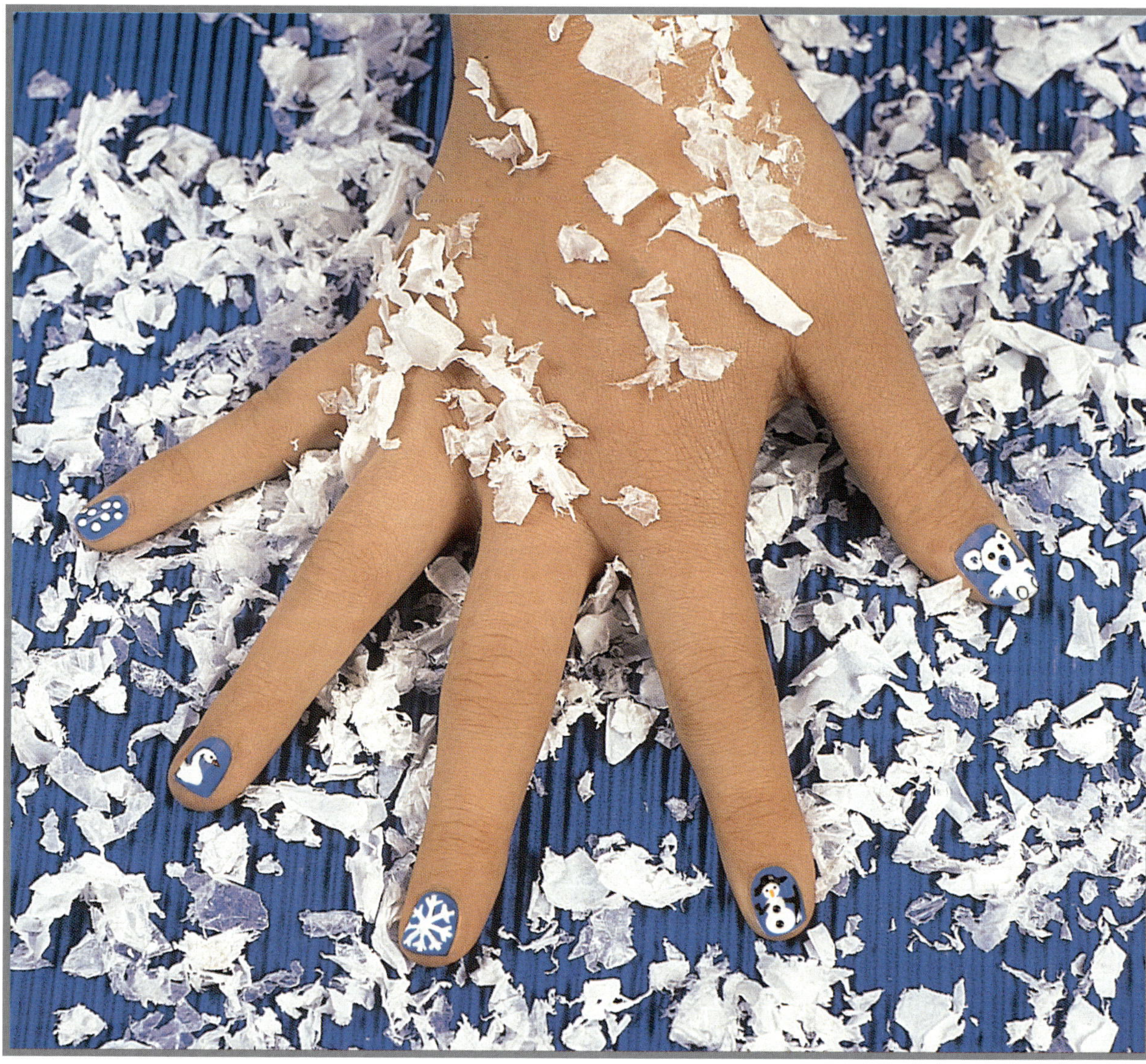

Lackieren Sie die Nägel mit einem royalblauen Lack. Lassen Sie den Nagellack gut trocknen. Je nach Motiv malen Sie mit Weiß und Schwarz Teddybären, Schneemänner, Eiskristalle, Vögel oder einfach weiße Tupfen als Schneeflocken.

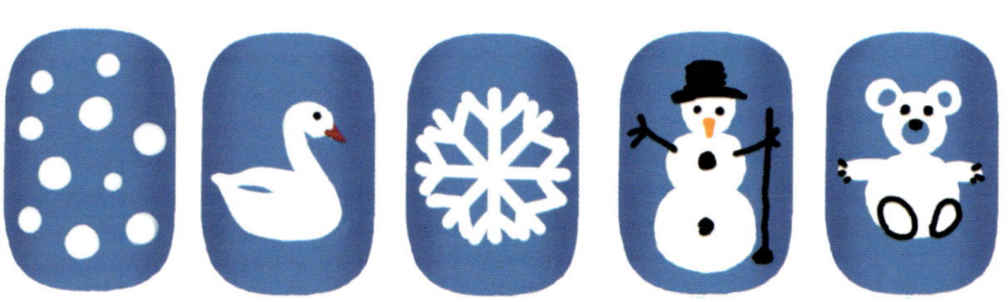

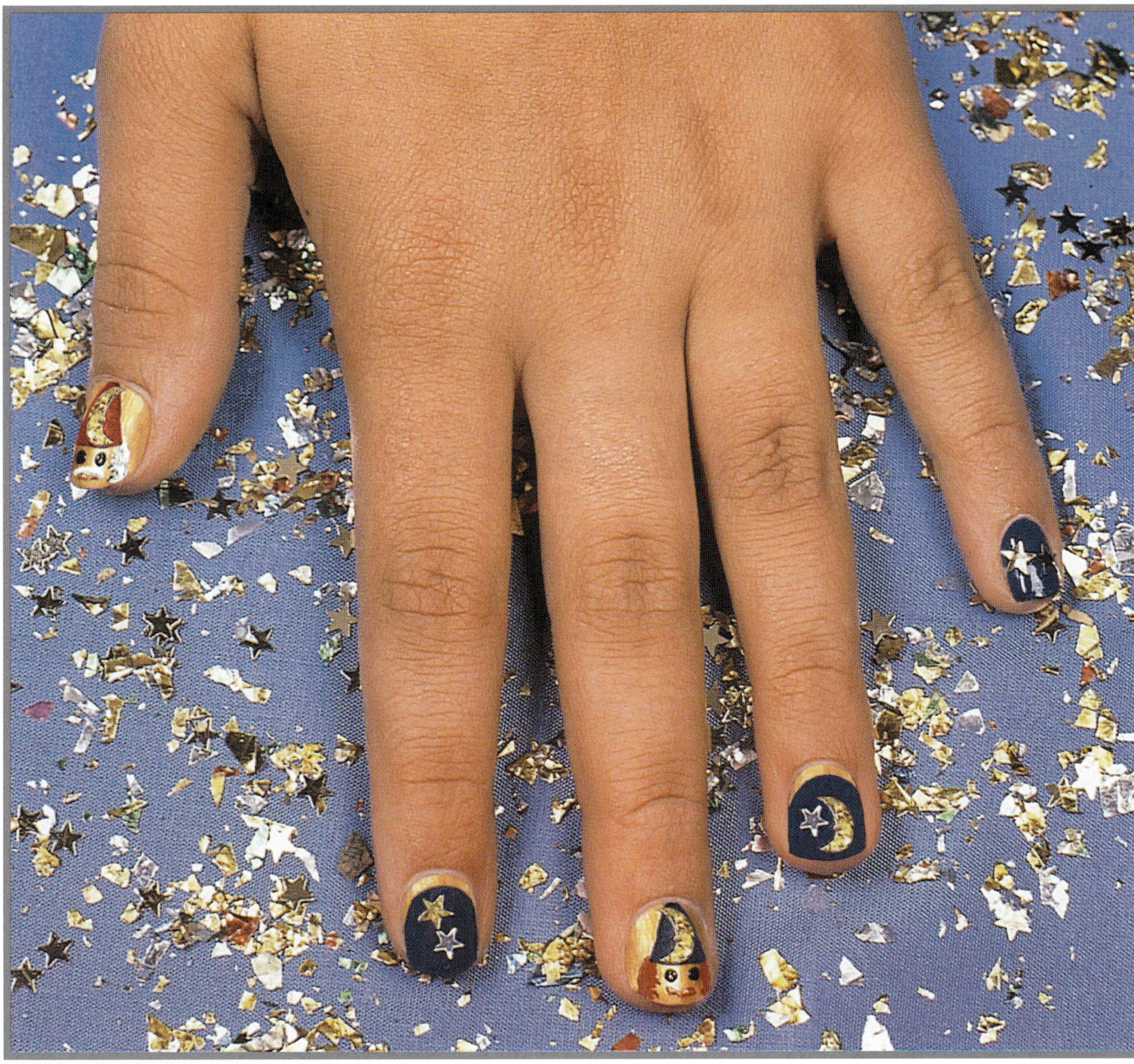

Lackieren Sie Ihre Nägel in Gold oder Dunkelblau. Drücken Sie mit der Pinzette winzige Glimmersternchen in den noch feuchten Lack. Lassen Sie den Lack trocknen und fixieren Sie die Sterne mit einer Schicht Klarlack. Wenn Sie möchten, malen Sie weihnachtliche Figuren dazwischen.

Weihnachten

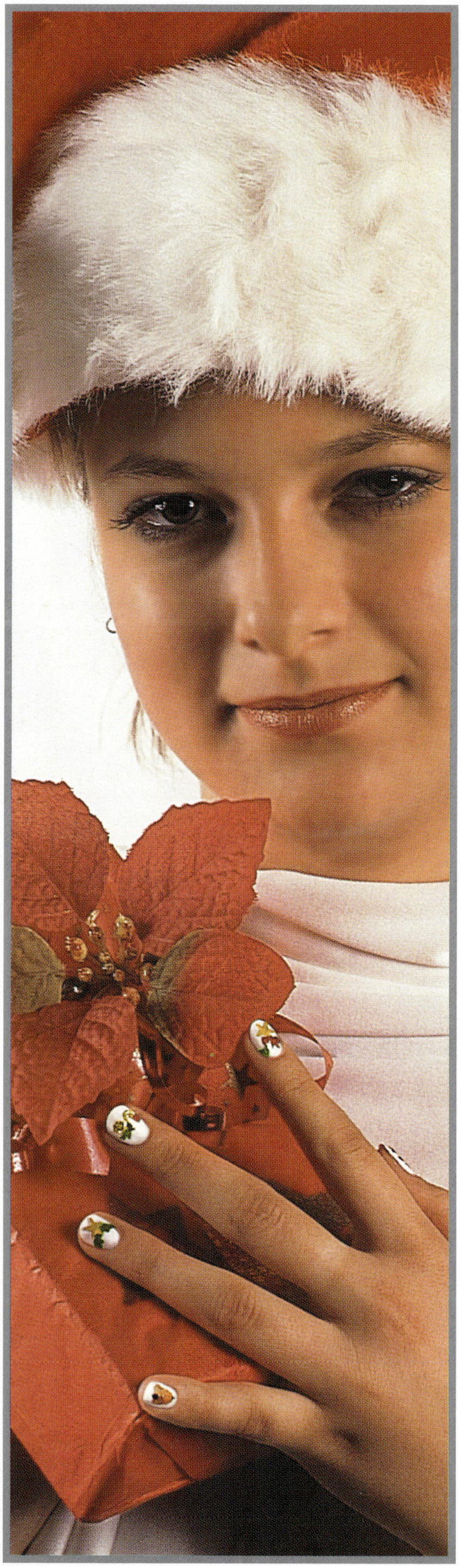

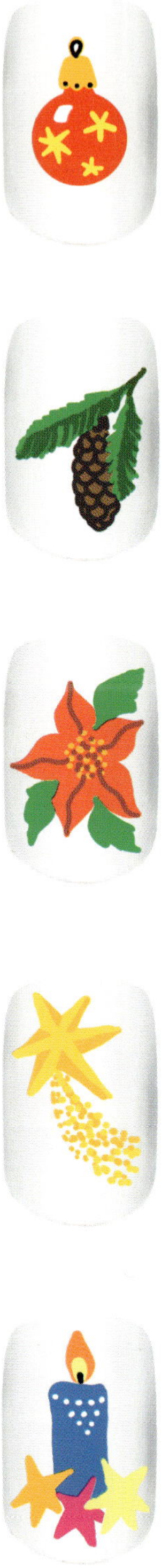

Für weihnachtliche Motive gibt es unzählige Vorlagen. Am besten wirken diese, wenn Sie die Nägel als Basis mit Weiß lackieren. Malen Sie nun beispielsweise kleine Glocken, Mistelzweige, Weihnachtskugeln, Kerzen, Tannenbäume oder Sterne in den entsprechenden Farben auf Ihre Nägel. Kleben Sie Sternchen und Strass-Steinchen in den noch feuchten Lack. Nach dem Trocknen fixieren Sie die Nägel zusätzlich mit Klarlack.

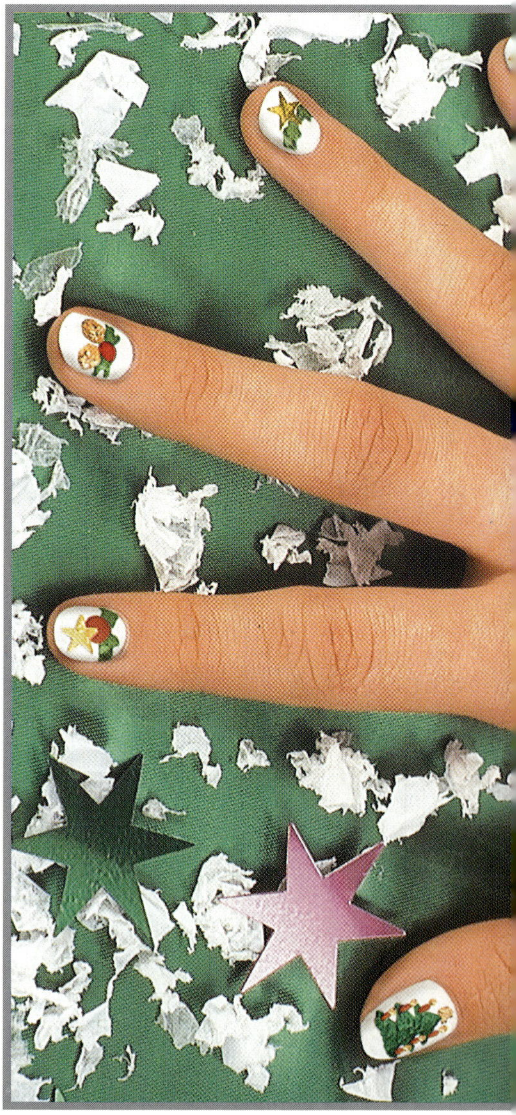

Malen Sie die Nägel mit Hellrosé voll aus. Mit Dunkelrosé malen Sie die Schnauze, mit Weiß die Augen. Zum Schluss setzen Sie schwarze Pünktchen in die Augen sowie auf die Schnauze und malen schwarze Ecken für die Öhrchen.

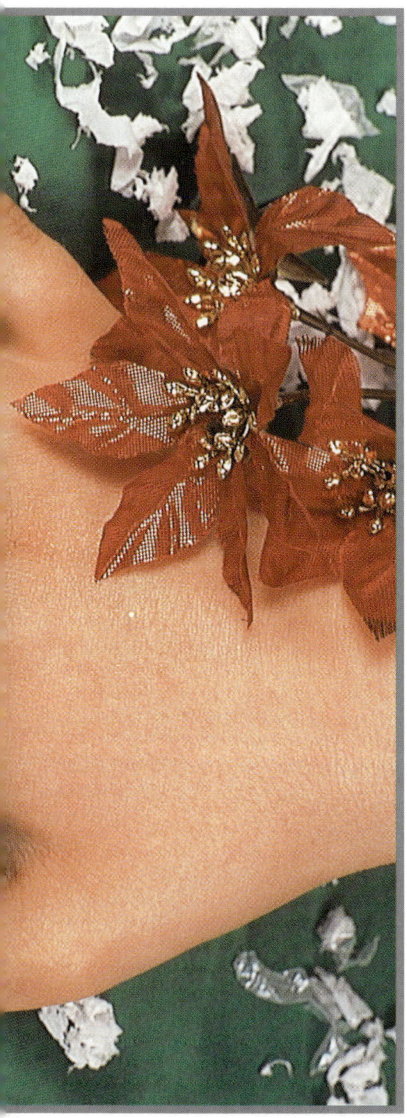

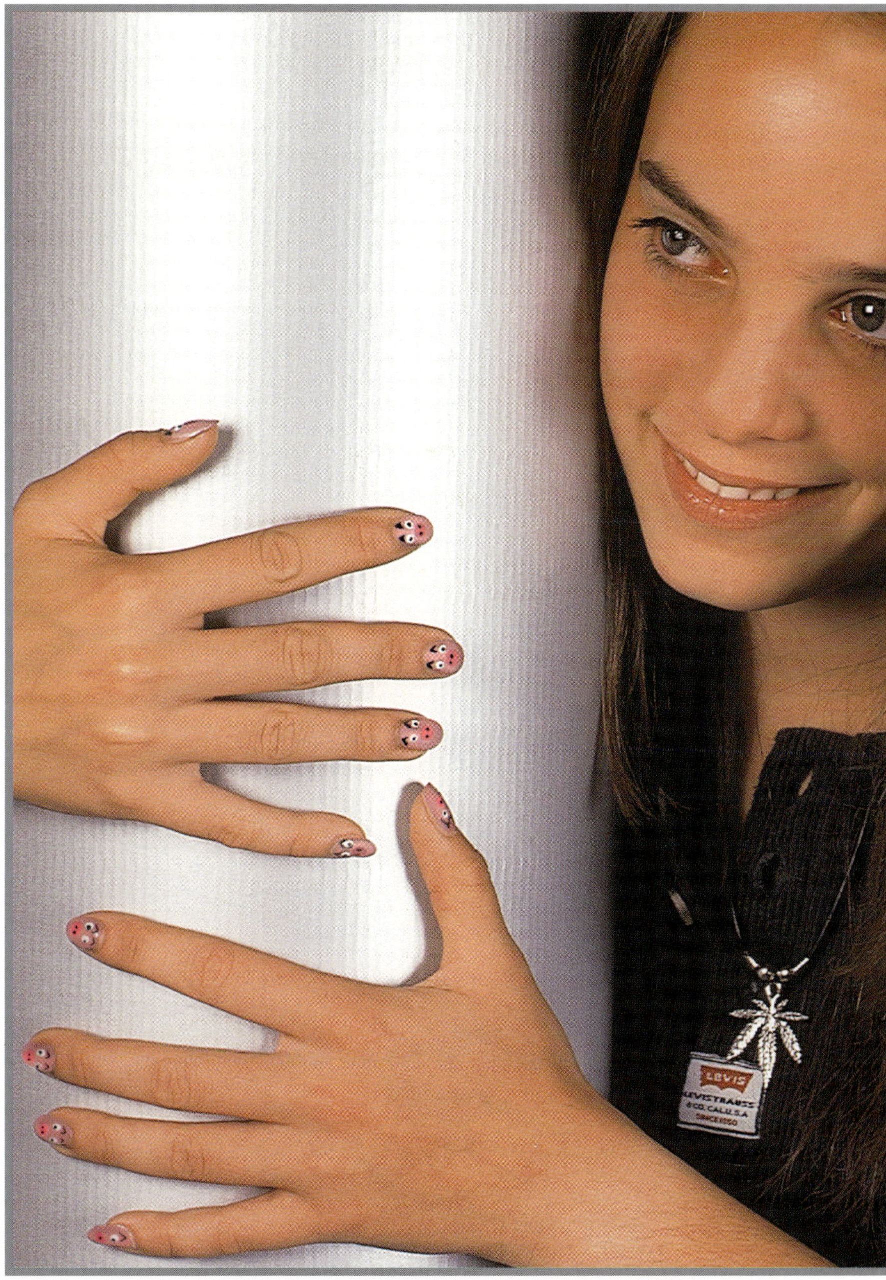

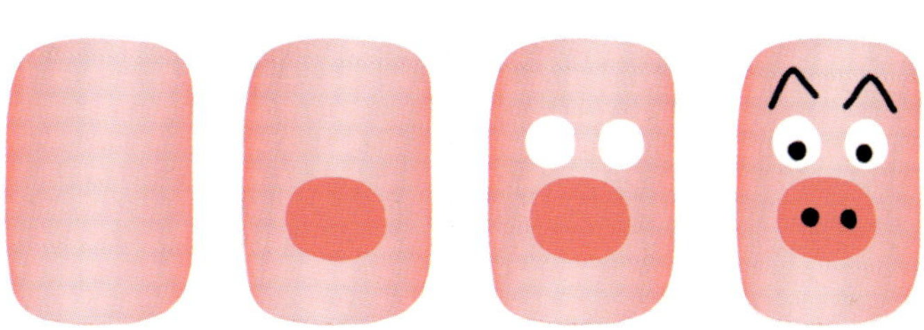

Zur Autorin:
Anne Gräf, Friseurmeisterin, Kosmetikerin und Nail-Designerin, ist Inhaberin eines Beautysalons sowie einer Schönheitsfarm in Karben in der Nähe von Frankfurt am Main. Sie war Landesbeauftragte von Hessen für Kosmetik, gehörte dem Modeteam des deutschen Zentralverbandes für Kosmetik an und war mit der Entwicklung neuer modischer Trends betraut. Anne Gräf betreute das deutsche Frisur-Weltmeister-Team 1995 als Visagistin in Washington. Sie arbeitet regelmäßig als Visagistin und Beraterin für Modefirmen und bei Foto-Shootings. Seit über zehn Jahren hält sie Seminare zu den Themen Fitness und Beauty.
Von der Autorin bei Urania-Ravensburger bereits erschienen: „Henna-Painting" und „Mehndis – Exotische Henna-Tattoos".

Die Deutsche Bibliothek - CIP-Einheitsaufnahme

Ein Titeldatensatz für diese Publikation ist bei Der Deutschen Bibliothek erhältlich.

Die Ratschläge in diesem Buch sind von der Autorin und vom Verlag sorgfältig erwogen und geprüft, dennoch kann eine Garantie nicht übernommen werden. Eine Haftung der Autorin bzw. des Verlages und seiner Beauftragten für Personen-, Sach- oder Vermögensschäden ist ausgeschlossen.

Fachliche Beratung: Eulenspiegel Profi-Schminkfarben GmbH, Obergasse 7, 65589 Hadamar
Maske: Izida Grbesic, Andrea Schäfer
Fotos: Udo Heisinger, Niederaula
Text, Satz, Redaktion und Fotostyling: Komma Redaktionsbüro Gabriele Jockel, Karben
Konzeption und Produktion: Jockel & Partner Verlagsagentur, Karben
Layout und digitale Bildbearbeitung: Natalia Kireeva
Umschlaggestaltung: Behrend & Buchholz, Hamburg
Druck: Sebald Sachsendruck, Plauen
Printed in Germany
Gedruckt auf alterungsbeständigem Papier mit chlorfrei gebleichtem Zellstoff.

Die Schreibweise entspricht den Regeln der neuen Rechtschreibung.

3 2 1 02 01 00

ISBN 3-332-01110-3